U0138300

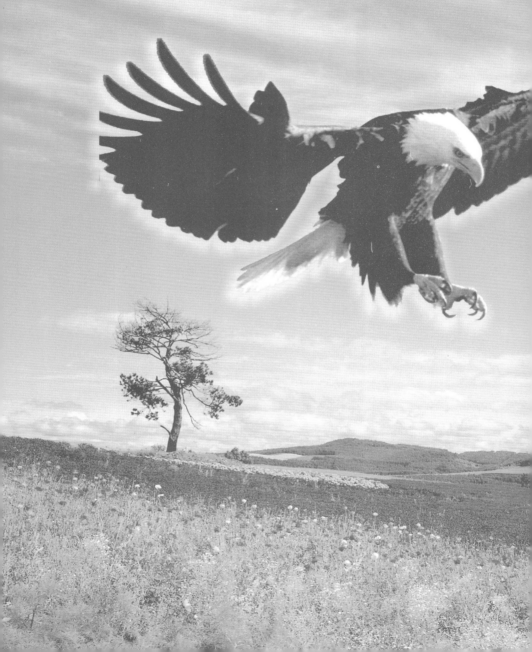

大展好書　好書大展
品嘗好書　冠群可期

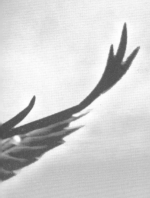

大展好書　好書大展
品嘗好書　冠群可期

中醫保健站
109

圓機活法——

習醫十五年心悟

田 耿 著

大展出版社有限公司

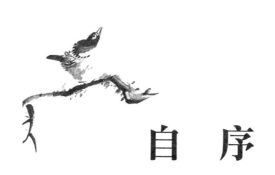

自 序

　　我小時候的夢想是成為一名小說家，並於很早的時候開始構思和創作奇幻、武俠作品，多次幻想出書，但我沒有想到的是我出的第一本書竟然是醫學類書。楊德煜老師說過，如果他可以活到80歲，那麼他會用前75年的時間去閱讀，只用最後5年的時間寫些東西。我很贊同楊老師的觀點，因此如今我出書，絕非是自覺造詣頗高。

　　我學醫的過程談不上艱辛，但可以說不易。比之古人，生活在現代的我們可以飽覽曾經秘而不傳的古籍名著，可以隨意購買醫科院校的正版教材，還有名醫大家們的經驗集、線上線下的論壇和講座……只要想學，機會無處不在。

　　但我有本職工作在身，在完成工作的情況下，學好這門博大精深的學科何其不易。尤其是在這樣一個充滿誘惑的、浮躁的環境下，能夠守靜篤、研古籍，這是我引以為豪的事。

　　本書原想取名「弱冠醫話」，意為我二十多歲時對傳統醫學的見解和心得，是這一階段的記錄和縮影。

　　我常將我學醫的過程比作結網或結廬，學習任何學科都是如此，從無到有，從點到面。亦像我對北京市區地理的認知，我先熟悉的是我所居住的勁松和我曾求學的崇文門，然後隨著工作和社交，逐漸擴展到東邊的四惠和青年路、南邊的方莊和馬家堡、西邊的人大、北邊的望京，形成現在腦海裡的交通網。今日看完了書上的外感時行病證一章，明日出差，用電腦看另一本電子版的皮膚病章節，後天收到一本名老中醫婦科醫案，向先生學習如何治療月經病，大後天在路邊淘到一本舊書，看近代醫家如何論治痘瘡。

　　在逐日的學習和積累之下，我開始對陰陽、表裡、寒熱、虛實有了大體的認識，傳統醫學這張大網開始在我腦海中逐漸成形。《黃帝內經》《傷寒論》《金匱要略》《溫病條辨》是中醫的四大經典，《黃帝內經》和《傷寒論》我看的是郭仲夫、劉渡舟所整理的那套版本，後經劉老之女劉燕華醫師推薦，又讀了劉老的《傷寒論十四講》。

　　我看的《金匱要略》是我去南京的時候買的南京中醫藥大學整理的版本，書中詳列歷代醫家注釋。溫病方面則是某天聽朋友說谷曉紅教授看病看得好，便

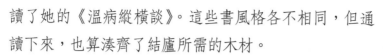

讀了她的《溫病縱橫談》。這些書風格各不相同，但通讀下來，也算湊齊了結廬所需的木材。

我還喜歡讀名老中醫醫案，如《鐘一棠醫療精華》記載了很多教訓供後學引以為戒，《祝諶予經驗集》《王琦方藥應用31論》理法結合、深入淺出，《裴永清醫案醫話》的內容堪稱教材式的行文⋯⋯也正是從那時起，我開始在我的微信公眾號「有點可靠的中醫」上發表文章。

如今創作這本《習醫十五年心悟》，多取自我公眾號上的內容，因創作時間不同，故行文風格多有差別，有的偏重於個案分析，有的偏重於該類疾病的論治。另外細心的朋友會發現，很多病症我在醫話部分將不同證型和治法寫得清清楚楚，但案例中的方子卻是另外一套。

須知中醫最講求靈活，是以一人一方。同一種病，證型不一樣，方子也就不一樣，另外還需要考慮到病人的兼證、年齡、生活環境、當下時節等因素。中醫流傳兩千餘年，門派眾多，臨證時又存乎一心。

金庸先生在《倚天屠龍記》中寫胡青牛論治截心掌傷，說「當從『紫宮』『中衝』『關元』『天池』四穴著手，御陰陽五行之變，視寒、暑、燥、濕、風五候，應傷者喜、怒、憂、思、恐五情下藥」。金庸先生

是懂中醫的，他解釋道：「中國醫道變化多端，並無定規。同一病症，醫者常視寒暑、晝夜、剝復、盈虛、始終、動靜、男女、大小、內外……諸般牽連而定醫療之法。」很多寫在前面的方子也是因為情況特殊才收錄於此作為特例，絕非意為推而廣之。

我早期寫文章時，習慣於將每一味藥的劑量都寫得很清楚，以便求證方家，但後來發現很多朋友看到自己也有類似的病，就照方抓藥，這是大大的不妥。

此番編著，為了統一格式，我已將案例部分的藥材劑量補齊，但醫話詳解部分大多只說到基礎方劑名稱，除部分經驗方外，不細化到克數，此絕非藏私，而是恐誤人矣。

本書大部分內容寫得相對專業，以求印證方家，亦可在專業人士的指導下作為普及中醫文化的讀物，但絕不作為處方依據。其中代茶飲和中成藥屬非處方藥的使用相對安全，廣大的讀者朋友們可以酌情使用，但涉及方劑的部分一定要在專業人士的指導之下使用，不可兒戲。

我少年時讀《方劑學》《中藥學》，後因考學而中斷，大學時選修經絡和西醫基礎，投名師，訪高友，前後十餘載，然未經系統學習考核，尚無處方行醫之權，文中「處方」云云，不過是給諸位前來問詢之親

友提供一想法，如今為方便交流，又仿諸賢之作，將前後情況寫作「醫案」形式，然真正用藥，還須請執業醫師斟酌抄方，所以讀者朋友們斷不可僅憑書中或其他途徑獲取的片段知識自行處方，切記切記。且本人年紀尚輕、水準有限，所作難免局限淺薄、疏漏謬誤，如蒙批評指正，必感之如師資之恩。

田 耿
於北京

感謝郭博信老師及沈曉洲女士對本書出版的支持。

校對：

董麗丹（北京中醫藥大學博士後，師從國醫大師王琦教授）

于大遠（北京中醫藥大學博士，師從北京中醫藥大學中醫外科學系副主任劉仍海教授）

秦月華（北京中醫藥大學碩士，師從國醫大師王琦教授）

李波男（湖南中醫藥大學碩士，師從全國名老中醫藥專家譚新華教授）

李景祥（山東中醫藥大學碩士，師從山東省名老中醫尤可主任、王興臣主任）

金悅婷（天津中醫藥大學本科在讀）

審閱：

李祥舒（全國基層名老中醫藥專家傳承工作室專家）

審閱老師簡介：

　　李祥舒，主任醫師，北京市懷柔區中醫醫院前院長，全國基層名老中醫藥專家傳承工作室專家，北京中醫醫院、北京同仁堂中醫醫院特聘專家，北京中醫藥大學名譽教授。從醫近50年，先後參加國家「七五」「八五」「九五」重點攻關課題，被評為有突出貢獻的專家，享受國務院特殊津貼。

　　李祥舒老師是懷柔區中醫醫院的元老，醫院剛組建時沒有病房，老師創造條件收拾出2間平房收治病人。她以身作則、率先垂範，結合實際講授病房管理的基本內容和要求，講授病歷、病程日誌書寫的格式、內容和基本要求，並寫標準病歷樣本供同好們參考。

　　經過努力，醫院雖然有了一定的規模，但是沒有突出的中醫專科，發展必將受到限制。因此，李祥舒老師結合本地區特點，將中風病的預防、治療、護理、搶救、康復等中醫診療手段作為重點研究課題，親自擔任學科帶頭人，逐漸制定出系統的治療方案，效果十分顯著，1997年北京市懷柔區中醫醫院被批准為北京市中醫治療中風病醫療中心建設單位。

　　老師門診以診治心腦血管病、肝病、腎病、脾胃病、腫瘤、不孕症、神經變性病等疑難雜症為主，此外參與搶救危急重症病人4200餘次，搶救成功率93.75%，同時授課3400餘學時，培養學生350餘人。

　　據學術傳承人孫三峰主任講述，老師治學嚴謹，學生作業寫兩頁，她的批改回復達四頁。正因有著如此嚴謹的工作態度，在她管理下的懷柔區中醫醫院迄今為止尚未發生嚴重的醫療差錯和事故。

　　——以上部分內容摘自《懷柔區衛生計生委首屆「突出貢獻醫師」——中醫醫院退休老院長李祥舒先進事蹟介紹》

　　本書用藥劑量為作者的臨證經驗，患者一定要在醫生的指導下辨證應用，不可盲目照搬。

──大展出版社有限公司

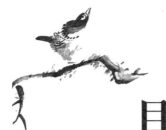

目　錄

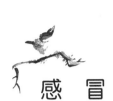

感 冒

袁某，女，25歲。

感冒1天，鼻流濁涕，痰黏稠。自覺發熱，體溫未查。微惡寒，頭重如裹，咽痛，有汗，汗出熱不解。苔黃膩，脈浮數。

【方藥】

香薷10g　金銀花15g　連翹15g　厚朴6g

扁豆15g　大豆黃卷10g　法半夏10g　荷葉10g

鮮茅根50g（自備）

3劑。

◈醫話：

此時正值盛夏，患者身熱而汗出不解，且苔黃、痰涕濁，因此辨證為暑濕，用新加香薷飲加減。感冒，即感受冒犯之意。

普通人對感冒的理解往往是風寒感冒和風熱感冒兩類，慣用西藥的朋友另把感冒分為普通感冒和流行性感冒兩類，其實中醫對感冒的分類多種多樣，除了已經提到的風寒感冒、風熱感冒和暑濕感冒以外，還有氣虛感冒和陰

虛感冒，一共五個典型證型。

風寒感冒的症狀是惡寒重、發熱輕、頭身疼痛、鼻流清涕，代表方是荊防敗毒散，也可以用中成藥正柴胡飲顆粒、感冒清熱顆粒、通宣理肺丸等。

風熱感冒的症狀是發熱重、惡寒輕、口渴咽痛、鼻流濁涕、舌邊尖紅、苔薄黃、脈浮數。風熱感冒的代表方是銀翹散，也可以用中成藥清開靈顆粒、牛黃清感膠囊、銀黃口服液等。

然臨床中典型的風寒或風熱感冒並不多見，有的是平日裡飲食不節、濕熱內蘊，或情志不暢、裡有鬱熱，這兩種情況下再感風寒，就形成了寒熱感冒，也叫寒熱錯雜感冒，我們形象地稱之為「寒包火」。

這種情況單用風寒或者風熱的藥效果均不理想，醫師可根據具體情況用防風通聖散加減，患者也可用紫蘇和菊花代茶飲。此外，也有起初為風寒感冒，數日後鼻涕由清轉濁，此為寒邪化熱。

我曾發現很多藝人團隊和劇組的工作人員冬天工作時會用板藍根顆粒預防感冒，這是不對的。板藍根經現代藥理學分析，有一定的抗病毒作用，是可以預防病毒性感冒的，但它的藥性是寒的，多用於治療風熱感冒，不但不能驅寒，更有可能損傷正氣。如果想要驅寒，可以選擇正柴胡飲顆粒，或用生薑煮水。

曾任浙江中醫醫院副院長的魏長春先生有個自擬方，叫大豆黃卷玉屏桂枝湯，用於勞倦後冒雨受風所致邪氣留戀、營衛不和，亦抄錄於此：

　　大豆黃卷24g、生黃耆15g、蒼朮6g、防風3g、桂枝3g、白芍6g、炙甘草3g、生薑6g、紅棗8枚。

　　除了寒熱以外，感冒尚有許多兼夾之證，如夾濕、夾暑、夾燥等，其中尤以暑濕感冒最為常見。暑濕感冒多發生於夏季，其特點為身熱而汗出不解，並有煩渴和苔黃膩。本例病人就是典型的暑濕感冒，所以用代表方新加香薷飲治療，方中香薷發汗解表，金銀花、連翹清解暑熱，厚朴、扁豆化濕和中。

　　我於方中加入大豆黃卷解表除濕，法半夏燥濕化痰，荷葉清暑利濕。其中大豆黃卷是黑大豆的芽兒，也叫清水大豆黃卷，對暑濕和濕熱所致的發熱、煩悶，甚至濕痹疼痛都有很好的療效。

　　有的藥店沒有大豆黃卷，藥師讓用與其相近的淡豆豉替代，這是不對的。淡豆豉雖然也能解表除煩，但不能除濕，不可一概而論。法半夏溫性較弱，且長於燥濕。荷葉多用於暑熱諸證，是我夏天常用的一味藥。

　　另外患者家中有野生的鮮白茅根，茅根涼血止血、清熱利尿，且以鮮品為佳，故讓其隨藥同煮。患者下午1點首次服藥，6點時回饋諸症明顯減輕，身體「輕鬆」很多。另外暑濕感冒也可以根據情況使用中成藥藿香正氣軟膠囊、保濟丸、十滴水等。

　　風寒感冒、風熱感冒和暑濕感冒都屬於實證感冒，另有氣虛感冒和陰虛感冒兩種虛證感冒。氣虛感冒的特點是惡寒重、發熱輕、頭身疼痛、咳嗽痰白、自汗、乏力、苔白、脈浮無力。

治療氣虛感冒的代表方是人參敗毒散，在益氣扶正的同時解表敗毒。氣虛感冒常見於年老體虛之人，人過半百則氣陰自半、正氣不足，或過度疲勞，則衛氣不固，易為風邪侵襲。這類人平時可用玉屏風散或中成藥玉屏風膠囊益氣固表、預防感冒。但已感冒者要慎用玉屏風散，以免閉門留寇。

氣虛及陽，或素體陽虛之人，面色㿠白，形寒肢冷，這類人可用桂枝加附子湯，寒甚者用麻黃附子細辛湯。陰虛感冒的特點是身熱、微惡風寒、口乾咽燥、乾咳少痰、頭暈心煩、手足心熱、舌紅少苔、脈細數。治療陰虛感冒的代表方是加減葳蕤湯。

素體血虛或失血之後，感受風邪者，未見陰虛諸症，但面色無華，心悸頭暈，可用七味蔥白飲。

由此觀之，感冒一症，變化甚多。以寒熱感冒為例，四分寒、六分熱和六分寒、四分熱的用藥必然不同，正虛邪陷感冒也需斟酌幾分扶正、幾分祛邪。若以《傷寒論》六經辨證法論治，更需明確是太陽表證、陽明裡證、少陽樞證，還是已經傳入三陰。「太陽之為病，脈浮，頭項強痛而惡寒。」「陽明之為病，胃家實是也，身熱，汗自出，不惡寒反惡熱也。」「少陽之為病，口苦，咽乾，目眩也，正邪紛爭，往來寒熱，休作有時，默默不欲飲食。」「太陰之為病，腹滿而吐，食不下，自利益甚，時腹自痛。」「少陰之為病，脈微細，但欲寐也。」「厥陰之為病，消渴，氣上撞心，心中疼熱，饑而不欲食，食則吐蛔，下之利不止。」

　　我還認識一些致力於用傳統的五運六氣理論來治療疾病的醫生，我2018年6月的時候得了次感冒，北京中醫藥大學的湯巧玲大夫給我開了麥冬10g、白芷10g、淡竹葉10g、桑白皮10g、炙紫菀15g、丹參10g、甘草6g、生薑10g、生石膏30g、清半夏6g。她是研究五運六氣的，她說這就是運氣方，我吃到第4劑便痊癒了。

　　所以中醫治療感冒，猶如廚師烹飪白菜、豆腐。高明的廚師可以把簡單的食材烹飪成美味佳餚，高明的醫師治療普通的感冒，也往往是一劑解、兩劑癒，絕非民間所說的「吃藥七天好，不吃一週癒」。

　　附：書中部分案例使用的是免煎顆粒，不涉及先煎、後下等特殊煎法，故編書時為求格式統一，均不標注特殊煎法。各位同道參考本書之內容時，遇到需要特殊煎煮的中藥，醫話中若無明確要求，應按本身之特殊煎法處置，或根據實際之情況應變。

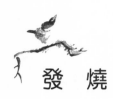

發 燒

孫某某，男，25歲。

發熱5天，刻下體溫38.3℃。5天前因發熱在某三甲醫院發熱門診就診，體溫40.1℃，白細胞14.71×10⁹/1，中性粒細胞91.2%，肌肉注射複方氨基比林，靜脈注射乳酸環丙沙星、頭孢西丁鈉，口服清開靈軟膠囊、清咽滴丸。5日內體溫雖有所下降，但總在38℃至39℃徘徊。

余查其舌脈，舌紅苔黃厚膩，脈濡數。細問之下，患者發病前1週因公應酬，過食酒肉甘肥之品，濕熱內蘊，發病前半日在樓下等車，感受風寒，邪從濕化熱，故此因從根本上祛濕清熱。

【方藥】

杏仁10g　豆蔻3g　薏苡仁20g　法半夏6g

厚朴3g　通草3g　滑石10g　竹葉10g

茵陳蒿15g　黃芩10g　石菖蒲6g　藿香10g

木通3g　石膏30g　薄荷6g

3劑。

◈醫話：

　　治療發燒一症，一定要搞清楚熱從何處來。本例病人從濕化熱，治則為祛濕清熱。我用的是三仁湯合甘露消毒丹加減，三仁湯宣暢氣機、清利濕熱，甘露消毒丹利濕化濁、清熱解毒。因其高熱不退，故令其首日每2小時服1袋（半劑），若有困意，則安心去睡，不必刻意叫醒服藥，醒後繼續即可。患者下午6點半首次服藥，當日共服2劑。次日醒後回饋高熱已退，我囑餘下1劑按常規早晚飯後1小時服完。李祥舒老師審閱本章時指出，發熱病人24小時內確應每4～6小時服藥一次，24～48小時間可視情況改為每8小時服一次。

　　舉凡濕熱之證，當以治濕為主，濕去則熱孤。倘以治熱為主，藥用寒涼，傷及脾胃，脾不運濕，則濕更難除。部分西醫治發燒時，習慣搭配清熱解毒的中成藥，這就陷入了外行「治熱為主」的誤區。此外，本例患者發病並非因為感染，所以使用抗生素效果也不明顯。

　　當然，發熱過高，用退熱藥是對的，我於此方中也加入了石膏退熱。我出差時常備西藥對乙醯氨基酚，臨時退熱效果非常好，但我也會叮囑病人體溫降到38.5℃以後停服此藥，否則過量使用易傷肝臟。

　　西藥阿司匹林、布洛芬和貝諾酯都是常用的退熱藥，且各有特點，但在此不做論述。

　　除了從濕化熱以外，還有瘀血、虛勞等也可化熱，但大部分是因外感時邪發熱。對於原因不明的高熱，服藥

後1小時未見緩解，應立即去醫院就診。我之前會預備一些石膏顆粒或小柴胡湯加減顆粒，單味石膏往往要用到60g，小柴胡湯要去半夏、人參、生薑、大棗，加連翹、青蒿，且重用柴胡。康守義老師說他用小柴胡湯退熱，柴胡用的是野柴胡，至少要20g，那麼我用配方顆粒，就要用到40g，連翹要用到30g。黃煌老師的自擬退熱方也重用連翹，用到50g。

A型H1N1流感肆虐時，北京市調集了百餘名中西醫藥專家展開科研攻關，其中中醫藥制方篩選團隊的專家們結合《傷寒論》裡的麻杏石甘湯和《溫病條辨》裡的銀翹散，研製出了金花清感方，透過國際通用論證方法，證實其為治療A型H1N1流感的有效方藥，一時間在北京各大醫院開始應用，效果顯著，我也將其作為常備的退熱中藥，替代了此前自擬的小柴胡方。

遺憾的是，金花清感顆粒只可在北京部分醫院買到，不過其他城市的朋友們可用蓮花清瘟顆粒代替，此藥對於熱毒襲肺所致的發燒亦很有效。由此亦可見，精研傷寒和溫病對於治療現代的流行病也很有意義。

在很多現代人的印象中，中醫是調理的慢郎中，發燒這種急症一般不會考慮中醫。西醫的發展是近一兩百年的事，我們的祖先此前無論是瘟疫還是創傷，都是用中醫來治的。

西醫治療非典的思路是對抗，認為只要消滅了細菌、病毒、癌細胞這些「壞東西」，人就「好」了，所以用抗生素、激素進行治療。

　　我有個朋友說他的農村老家醫生們還在大量使用安乃近，病人有個頭痛腦熱就給開，自己從小生病就吃安乃近，所以現在經常生病，這是十分可怕的事。中醫的思路是扶正，因為人的氣血陰陽偏頗了、失衡了，所以外邪才會入侵，你會發現中醫這類方劑總會出現「扶正祛邪」「解表通裡」「調和營衛」「宣通清竅」「使氣機升降得所」這些術語，絕非只有「清熱解毒」一種辦法。

　　其實中醫的歷史也不過是一兩千年，而人類的進化長達幾十萬年，所以中醫尊重自然、尊重人。中醫有個詞叫「中病即止」，這個「中」字要讀四聲。我在給一些年輕體壯者治病的時候往往只治七分，剩下的留給身體「自治」。有的病要「渡河未濟、擊其中流」，有的則「不必盡劑」。

　　我後面會寫趙軟金博士治療癌症的神香療法，是用香藥去醒神，喚醒人體自身的軍隊（免疫系統）去對抗外敵。

　　當年北京四大名醫之一的汪逢春先生治腸傷寒，開的是芳香化濁、疏通氣機的方子，這個藥平正輕靈，如果拿去做實驗的話絕對過不了關，抑制不了傷寒桿菌。但是汪先生根本不是在對抗傷寒桿菌，而是在調中扶正，結果其效如神，一時間聲名鵲起。

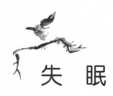

失 眠

王某某，男，26歲。

多夢十餘年，夢境紛紜，醒後記憶清晰，偶有驚醒、盜汗，睡前偶有煩熱。長期熬夜，尤以工作後晝夜顛倒為甚，正常情況下無法在夜裡一點前睡著。舌尖紅、苔薄白，左手寸、關脈弦，尺脈和右手關脈沉。

【方藥】

黃連9g　酸棗仁15g　茯神15g　龍齒30g

遠志9g　百合30g　紫蘇9g　夏枯草15g

法半夏9g

7劑。

◆醫話：

中醫稱失眠為不寐，病因極多，心火熾盛、心膽氣虛、心腎不交、心脾兩虛、肝鬱化火、陰虛火旺、胃氣失和、痰熱內擾都會導致失眠，因此在治療時必須辨證，只要辨證準確，即使不用安神之品，亦可治療失眠之症，這就是從根本上解決問題。如心火熾盛用朱砂安神丸，心膽氣虛用安神定志丸，心腎不交用交泰丸，心脾兩虛用歸脾

湯，肝鬱化火用丹梔逍遙散，陰虛火旺用黃連阿膠湯，胃氣失和用保和丸，痰熱內擾用溫膽湯。李祥舒老師審閱本章時指出，使用黃連阿膠湯時，雞子黃必不可少。《傷寒論》原文說：「先煮三物，取二升，去滓，納阿膠盡，小冷，納雞子黃，攪令相得。」烊化阿膠後，待煎液的溫度降下來，倒入雞子黃，攪拌均勻。

本例病人舌尖紅，說明心火盛，久熬夜必定會導致腎水衰（已有盜汗），好在年紀尚輕，只要及時休養，腎氣自會充盈。我處方黃連清瀉心火；酸棗仁安神養心，兼以斂汗；茯神安神健脾，兼以滲濕；龍齒鎮靜安神；遠志安神益智。我常用遠志、龍齒或牡蠣治療多夢，其中遠志開心氣、散鬱結、交通心腎。

本例病人長期熬夜，生理時鐘已定。常有人問我如果長期晝夜顛倒，已經形成習慣，是不是也行？說實話，我覺得不行。袁尚華老師曾舉錢塘江大潮的例子來解釋為什麼不能熬夜。大海之水，朝生為潮，夕生為汐，而之所以產生潮汐，東漢思想家王充的《論衡》中解釋道：「濤之起也，隨月升衰。」牛頓的萬有引力定律也證明了潮汐的形成是由於月球的引力。試想浩渺的大海都抵不過日月的變化，更別說我們渺小的人類了。

中醫追求的是天人合一，《黃帝內經》中有說：「陰陽者，天地之道也，萬物之綱紀，變化之父母，生殺之本始，神明之府也。」「人與天地相參也，與日月相應也。」「法於陰陽，和於術數，飲食有節，起居有常，不妄作勞。」所以我們還是要調節自己的生理時鐘，以合日月自

然之變化。我另處方百合、紫蘇、半夏、夏枯草變理陰陽。甬上名醫范文甫最早使用百合和紫蘇治療失眠，他說：「百合朝開暮合，紫蘇朝仰暮垂。」此二者最能感受天地之氣。《本草綱目》中記載夏枯草「夏至後即枯，蓋稟純陽之氣，得陰氣則枯」。而半夏生長在夏至之後，故名半夏。《醫學秘旨》中稱：「半夏得陰而生，夏枯草得陽而長，是陰陽配合之妙也。」

我有個朋友說自己有段時間總是早醒，不管什麼時候入睡，六點半左右總會醒一次。我問她有沒有其他不適，她說自己一直有乳腺增生，在吃中藥。我看了處方，她吃的是中成藥，其中就有夏枯草片，已經吃了一個半月了。

我國古人十分重視睡覺。《射雕英雄傳》中郭靖是從什麼時候開始開竅的？是從遇到馬鈺開始開竅的。馬鈺教郭靖的第一件事是什麼？是睡覺。郭靖「撥去積雪，橫臥在大石之上」。馬鈺道：「這樣睡覺，何必要我教你？」「睡覺之前，必須腦中空明澄澈，沒一絲思慮。然後斂身側臥，鼻息綿綿，魂不內蕩，神不外遊。」

《論語》中說：「（孔子）寢不屍，居不客。」睡覺不像屍體一樣仰面朝天，現代醫學同樣認為仰面睡覺可能誘發呼吸暫停，應採取右側臥的姿勢，使心臟處於高位。寺廟裡的臥佛像也都是右側臥的，佛家稱之為吉祥臥。

我治失眠常取天柱穴，此穴不是治失眠的常取穴位，臨床主要用於局部疼痛，另有通鼻竅、清頭目之效。清利頭目我們一般取百會、四神聰，國醫堂的臨床特聘專家馬春暉老師習慣用穴位埋線的療法，這在百會和四神聰上無

法操作，所以她取天柱穴。有幾回我給幾個困倦的朋友扎針，也選了天柱穴，有意思的是他們後來都跟我說自己當晚睡覺睡得很踏實，想來天柱和百會、四神聰那些調神穴一樣對神經系統都有雙向調節的作用吧。

每個人都有自己的取穴習慣，如北京中醫醫院周德安教授用的就是調神針刺法，取百會、四神聰、神庭等「神」穴；北京中醫藥大學楊甲三教授的調理腹神法基於腹腦學說，取腹部腧穴；付國兵教授繼承並發展臧福科教授的振腹療法，透過推拿來治療精神類疾病；魏玉龍教授習慣在膀胱經第一側線上取穴。

此外，還可以用丹參水泡腳，丹參既可活血，又能養血安神，上病下治，可收事半功倍之效。有浴缸的朋友也可以用百合水泡澡，這是醫聖張仲景的百合洗方，北京中醫藥大學的學生據此製作過百合沐浴露。

我曾自擬過一個安神方，系百合20g、紫蘇葉20g、夏枯草40g、半夏40g、高粱米40g，其中半夏配高粱又是半夏秫米湯。半夏在《黃帝內經》原文中的用量是五合，有學者考證約為60g，我一般用40g（清半夏），未見不良反應，用量低於20g則效果不佳。

此藥18時、21時各服一次。對於失眠輕症，我常囑患者用靈芝6g代茶飲，效果亦佳。

筆者在此奉勸各位，如果出現失眠的症狀，不要輕易使用褪黑素及其他安眠藥，以免造成藥物依賴或次日嗜睡。失眠頑症一定是日積月累形成的，所以治療也需緩緩圖之，不能畢其功於一役。

　　附：曾治失眠患者韓某某，知名編劇，工作壓力大，睡前煩躁，偶有心悸、頭暈，舌紅，脈弦細，余辨證為陰虛火旺，可予黃連阿膠湯。因其另訴雙腿易麻，我瞬間想到這是《金匱要略》中的虛勞血痹病，予酸棗仁湯、黃耆桂枝五物湯合方：炒酸棗仁45克、生甘草3克、知母6克、茯苓6克、川芎6克、生黃耆9克、生白芍9克、桂枝9克、生薑18克、大棗7克，5劑。酸棗仁在原文中的用量是二升，有學者考證約為224克。筆者的個人經驗表明酸棗仁湯中酸棗仁的用量低於45克則效果不佳。

　　酸棗仁湯是我的常用方之一，曾治患者楊某某，男，32歲，主訴難睡易醒。治療用酸棗仁湯原方：生酸棗仁45克（先煎）、生甘草3克、知母6克、茯苓6克、川芎6克，5劑。二診時患者回饋入睡時間縮短，但仍易醒，脈沉。易甘草為人參，另加麥冬6克，3劑，服後效如桴鼓。

　　沈氏女科對失眠苔膩者，常予酸棗仁湯合沈氏溫膽湯，方為酸棗仁18克、甘草3克、知母6克、竹茹6克、枳殼6克、茯苓6克、陳皮6克、石菖蒲6克、鬱金6克、川芎3克。余聽李成衛老師講到此處時，想起清朝戴天章所著的《重訂廣溫熱論》中，就有一個「溫膽合酸棗仁湯」。筆者曾以此方治姜某某，予法半夏9克、新會陳皮5克、炒枳殼3克、知母5克、朱茯神12克、炒酸棗仁9克、炙甘草2克。原方另有「鮮刮淡竹茹五錢、北秫米一兩」，余用青竹茹12克、生薏苡仁30克代替。秫米配伍半夏，亦有半夏秫米湯在其中。

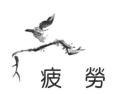

疲 勞

楊某，女，24歲。

自覺疲勞半年餘，充分休息後亦無法緩解，偶有心悸，舌紅苔薄，脈弦而虛。

【方藥】

黨參20g　麥門冬10g　五味子6g　夏枯草10g

山藥20g　仙鶴草15g

7劑。

◈醫話：

此應稱為慢性疲勞綜合徵，是一種常見的亞健康狀態。持續疲勞6個月以上，且充分休息後不能緩解，就可以判斷為慢性疲勞綜合徵。

慢性疲勞綜合徵或伴有心悸，或伴有胸悶，或腰膝酸軟，或餐後不適。如不加以重視，疾病往往深入臟腑，發展成為重大疾病。

慢性疲勞綜合徵主要從心、肝、脾、腎四臟論治。思慮過多、耗傷心血的，以生脈飲為代表方，酌加龍眼肉、丹參和酸棗仁。情志不暢、肝鬱化火的，以丹梔逍遙散為

代表方。

慢性疲勞綜合徵屬肝鬱化火者甚多，肝主身之筋膜，肝氣鬱結則筋膜失其所養、運動不利。一般肝鬱者予逍遙散，化火生熱則予丹梔逍遙散。

逍遙散這個方子用途極廣，凡屬肝鬱之證均可以逍遙散加減治療。我有個朋友每天早上刷牙時都感覺嗓子裡有痰，看了廣告以後感覺自己得的是慢性咽炎，吃了四盒慢咽舒寧都沒好。我診了他的脈，是明顯的弦脈，便讓他吃盒逍遙丸試試。

他看到逍遙丸的說明書上寫著「用於肝氣不舒所致的月經不調、胸脅脹痛、頭暈目眩、食慾減退」，一度質疑我醫術不精，給他開的是婦科的藥。我「逼」他吃完一盒後，他驚奇地發現症狀果然消失了。中醫的精髓是辨證而非辨症，有是證即用是藥，絕不可拘泥於西化說明書上的適用病症。

慢性疲勞綜合徵屬脾虛的，用舉元煎，酌加蒼朮、茯苓、澤瀉；屬腎虛的，用二仙湯，慢性疲勞綜合徵患者中，腎氣虛損是僅次於肝鬱化火的第二大類病因。腎虛者純屬腎陰虛損的，可直接予以六味地黃丸，但我接觸過的慢性疲勞綜合徵屬腎氣虛損者多傷及腎陽，故陰陽雙補的二仙湯更為合適。二仙湯以仙茅、仙靈脾、巴戟天溫腎陽、補腎精，黃柏、知母滋腎陰、瀉腎火。

在應用二仙湯時，亦須根據患者的實際情況加減。如仙茅性熱有毒，尤宜慎用。此方雖以仙茅和仙靈脾二仙命名，但我卻常常棄二仙不用，獨用巴戟天配知母、黃柏，

再加當歸而成方。巴戟天其性微溫，又能強筋健骨。

慢性疲勞綜合徵往往也是多證兼夾，如心腎不交、肝脾不和、肝腎氣虛等。

以本例病人為例，患者以心血虛為主證，故用黨參、麥冬、五味子成生脈飲益氣養陰；脈弦可知兼有肝鬱化火，加夏枯草清肝火、散肝鬱；脈弱可知亦有虛證，加山藥益氣養陰、補脾益腎。患者疲勞明顯，故用仙鶴草15g。仙鶴草又名脫力草，除了止血止痢以外，尚有益氣攝血之功，故用於疲勞乏力。

患者服藥期間心悸僅於第5天復發一次，疲勞略減，囑加丹參10g，再服7劑，心悸再無復發。我將黨參減至10g，去仙鶴草，囑其再服兩週，有條件的話每日艾灸關元穴半個小時。

大家在自行選擇非處方藥治療慢性疲勞綜合徵時，如有明顯情緒誘因的，可用逍遙丸，兼有熱證的，如舌紅、目澀頰赤、煩躁易怒等，可用加味逍遙丸；心悸者可用生脈飲；腰膝酸軟者可用六味地黃丸系列；脾胃不和者可用理中丸，兼有寒證、陽氣不足者，可用附子理中丸。

若無法判斷自己的證型，最好的辦法就是尋求專業人士的幫助。

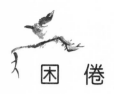

困　倦

史某，男，17歲。

主訴自初中起上課極易困倦，服咖啡、濃茶均無效果，極大地影響了學業。舌紅苔白膩，脈滑。喜食甜食，嗓子裡有白痰，便溏。

【方藥】

法半夏15g　橘紅15g　茯苓9g　炙甘草6g

生薑3g　烏梅3g　黨參9g　澤瀉9g

7劑。

◆ 醫話：

困倦其實也是慢性疲勞綜合徵的症狀，具體表現為嗜睡、感覺睡不夠，以及肢體困重、胸悶痞滿等。困倦的原因往往是濕，飲食不節傷了脾，脾失健運，無力運化水濕，水濕內停，最終導致清陽不升。

現代人的防病意識不斷提高，已經意識到祛濕的重要性，於是紅豆薏苡仁水之類的祛濕佳品大行其道。以紅豆、薏苡仁為例，超市的紅豆和大薏苡仁都是食用的，沒有藥效，必須去藥店購買赤小豆和薏苡仁。

其次，薏苡仁是寒性的，僅適用於濕熱且無脾虛者。如果是寒濕，或者脾胃虛弱的話，就會出現更傷脾胃、越

祛越濕，所以我常建議想要用紅豆、薏苡仁祛濕的朋友選擇炒薏苡仁，或用茯苓代替。

說回本例病人，患者舌、脈都是一派濕熱之象，且脾虛便溏，並出現了有形的痰，所以我用了經典的二陳湯加減。方中半夏辛溫燥濕、橘紅理氣化痰，此二者均以陳者為佳，故名二陳湯。茯苓健脾滲濕，甘草調和諸藥。

生薑和烏梅的使用也是《太平惠民和劑局方》裡寫明的，生薑既可制約半夏之毒，又可助半夏、橘紅化痰和胃；烏梅收斂肺氣，配伍半夏，散中有收，化痰而不傷正。另加黨參補中益氣、澤瀉滲濕除熱。此外，還可配合針刺神門穴。患者服藥1週後困倦、痰症稍減，仍見便溏，減半夏、橘紅為9g，加黨參至30g，囑再服7劑。三診時患者大便已成形，加遠志9g、石菖蒲9g安神益智。

我治濕時常用佩蘭、茯苓等性平之品，且注重配伍補氣藥如太子參、山藥，理氣藥如橘皮，以恢復脾胃自身的運化功能。傷及脾陽的酌加溫裡藥如附子、乾薑，升陽藥如升麻。方劑酌用平胃散、三仁湯、真武湯等，中成藥可用二妙丸。

除了濕濁以外，瘀血阻滯也可導致清陽不升，這應該就是東北人常說的「血黏」，可予通竅活血湯加減。又曾治一少年，濕濁與血瘀均不明顯，脈象沉弱，考慮氣虛下陷，予補中益氣湯7劑，未顯效。二診時加黃芩，此藥苦寒沉降、泄熱除濕，服後竟獲良效。由此觀之，患者不只清氣不升，還有濁氣不降，而升麻、柴胡配伍黃芩，一升一降，使氣機伸展，則藥到病除。

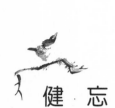

健 忘

林某，女，30歲。

主訴近半年以來記憶力下降，煩躁失眠。舌紅苔白，脈弦數。

【方藥】

龜甲200g　龍骨200g　遠志200g　石菖蒲200g

白酒200g

做水丸。每日3次，每次5g。

◈ 醫話：

健忘一症，除年老髓海不足的生理性因素外，若在一段時間內發生原因不明的健忘，一定要尋求醫生的幫助。傳統醫學認為，健忘與心、腎兩臟有關，大致可分為心血虛損、痰濁擾心、心腎不交三個證型。心血虛損證可予天王補心丹，痰濁蒙心證可予導痰湯，心腎不交證可予交泰丸。

本例病人偏於心血虛損，但天王補心丹是滋養安神劑，患者心神煩亂，有實證熱象，應予重鎮安神之品，故用有龍骨的孔聖枕中丹，一日3次，一次5g。

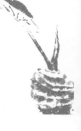

　　孔聖枕中丹也是治療健忘和失眠的經典方，意為至聖孔子枕中的靈丹，傳說讀書人吃了以後會更加聰明。孔聖枕中丹只有四味藥，龜甲、龍骨、遠志、菖蒲。

　　清代汪昂的《醫方集解》中說：「龜者，介蟲之長，陰物之至靈者也；龍者，鱗蟲之長，陽物之至靈者也。借二物之陰陽，以補我身之陰陽；借二物之靈氣，以助我心之靈氣也。」這個解釋過於奇幻，自然不足為信，況且龍骨也不是龍的骨頭。

　　很多人以此攻訐中醫，我認為汪昂既是一代名醫，且著作傳世頗多，著名的《湯頭歌訣》就是他寫的，所以自然不是信口開河之輩，這應該是祝由的說法。

　　《傅青主女科》裡有治療鬼胎的蕩鬼湯，鬼胎者，「婦人有腹似懷妊，終年不產，甚者二三年不生」也，其人「面色黃瘦、肌膚消削，腹大如斗」，傅青主先生用人參、當歸、大黃、雷丸、牛膝、紅花、牡丹皮、枳殼、厚朴、桃仁治療，並稱之為蕩鬼湯。

　　病人腹部脹大且病程較長，面黃肌瘦，用大黃攻下瀉積，牛膝、紅花、桃仁、牡丹皮、枳殼、厚朴活血行氣，助大黃解毒祛瘀，人參、當歸補益氣血，使邪去而正不傷。如此組方是純正的岐黃醫道，倘若真是蕩鬼祛邪，何以不用朱砂之類？

　　可見托以鬼神之名多半是當時人們認識的局限。對於鬼胎，大部分學者認為是某種婦科惡性腫瘤，也有學者認為是絛蟲病，我傾向於後者。

　　傅青主先生在方解中將驅蟲的雷丸放在了首位，相當

於君藥的位置，且透過二劑而癒這個資訊分析，若以此方治療惡性腫瘤萬難獲此良效。或許傅青主先生當時亦無法確認是蟲積還是癥瘕，所以驅蟲藥和攻下祛瘀藥同用。

說回孔聖枕中丹。我們從中藥學分析，龜甲味甘入心，補血養心；龍骨甘澀質重，鎮靜安神；遠志苦泄辛散，交通心腎；石菖蒲辛溫芳香，安神益智。其中龍骨配伍遠志，兼有礦物藥的重鎮和植物藥的滋養。四藥齊用，養心益智、重鎮安神，更有滋陰降火之效，對健忘和失眠均有治療作用。

石菖蒲即古之九節菖蒲，係天南星科植物。而今天叫九節菖蒲的，卻是毛莨科植物阿勒泰銀蓮花，應區分清楚。

此外，有的中醫愛好者區分不清龜甲與鱉甲，龜甲是龜的腹甲，鱉甲為鱉的背甲，二者皆可滋陰潛陽。龜甲滋陰力強，鱉甲退熱力勝，且龜甲尚可補心益腎、健骨補血，鱉甲尚可軟堅散結。

孔聖枕中丹是《備急千金要方》裡的方子，《備急千金要方》裡還有一個開心散：遠志、石菖蒲、人參（可用黨參）、茯苓，也是治健忘的方子，非常好用。

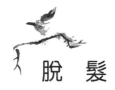

脫　髮

高某，女，38歲。

產後脫髮，舌淡少苔，脈弱。

【方藥】

黑芝麻15g　黑大豆15g　製何首烏10g　桑寄生10g

桑葚10g　枸杞子10g　製黃精10g　當歸10g

大棗10g　熟地黃10g　黨參10g

30劑。

◈ 醫話：

　　脫髮是當前的常見病之一，尤其是大城市青年男性的發病率逐年升高。中醫認為，毛髮是體內氣血盛衰的外在標誌。在選擇植髮前，不妨試試藥物治療，畢竟植髮就像是鋪草皮，真正能紮下根的不多，而使用藥物，尤其是中藥，從改善生髮環境入手，才有可能做到「野火燒不盡，春風吹又生」的堅韌程度。

　　需要注意的是，無論是中醫還是西醫，治療脫髮的週期都比較長。以使用非那雄胺為例，即使是輕度脫髮患者也需服藥3～6個月。所以在選擇治療方案時要尤為慎

重，一旦選定了方案或醫生，就要堅持下去。

脫髮分生理性脫髮與病理性脫髮兩大類，每天脫落100根以內的頭髮屬於正常現象，謂之生理性脫髮，四季之中尤以秋天最為明顯，上應秋天草木凋零。另一種脫髮叫病理性脫髮，是需要藥物干預的，主要分為肝鬱、肝腎不足、脾虛濕盛、血熱風燥四個證型。髮絲受損導致的發斷不接脫髮論。

肝鬱型脫髮常有精神誘因，或伴有氣滯胸悶、胸脅脹痛，治宜疏肝理氣，常用逍遙散，肝鬱化火者用丹梔逍遙散，肝鬱血瘀者合通竅活血湯。肝腎不足型脫髮往往病程較長，隨著年齡的增長，或過勞、熬夜，導致肝腎不足，或伴有腰膝酸軟、頭昏耳鳴，治宜滋補肝腎，以七寶美髯丹為主方，常合二至丸。若損及腎陽，可於方中酌加肉蓯蓉。脾虛濕盛型脫髮是我最為常見的證型，恣食肥甘，傷胃損脾，脾失健運，濕生熱長。濕熱上蒸巔頂，引起頭髮脫落。

此類患者往往舌苔厚膩，治宜健脾利濕，可予趙炳南先生的祛濕健髮湯：炒白朮15g、澤瀉9g、豬苓15g、萆薢15g、車前子9g、川芎9g、赤石脂12g、白鮮皮15g、桑葚9g、生地黃12g、熟地黃12g、夜交藤15g。

其中赤石脂一味趙炳南先生認為既可收澀肌膚皮毛、減少油脂分泌，且能解濕久之蘊毒。血熱風燥型脫髮是血熱太過，導致風燥，進而傷及陰血，陰血不能養髮，故治則為潤燥祛風，常用涼血消風散。

除了以上四種常見情況，悲傷、恐懼等情緒也會導致

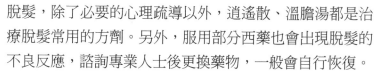

脫髮，除了必要的心理疏導以外，逍遙散、溫膽湯都是治療脫髮常用的方劑。另外，服用部分西藥也會出現脫髮的不良反應，諮詢專業人士後更換藥物，一般會自行恢復。

本例病人產後脫髮本屬正常現象，大抵是由於氣血虧虛所致，一般可自行恢復。但因患者已是二胎產後，脫髮加重，且出現白髮，擬求中醫中藥調理。我處方諸般補氣、補血、補腎之藥，患者一個月後回饋脫髮明顯減輕，我回復可繼續照方抓藥，並可用烏雞燉湯。患者純虛無火，自然可用補益之品，但如若是實證，或虛證夾濕熱者，切不可用此方，否則非但無效，還有可能加重脫髮。

或許有的朋友會問，哺乳期婦女能喝中藥嗎？答案是肯定的，且不說我方中多是藥食同源之品，中藥自有完整的孕婦禁忌，醫師也會根據患者的情況去選擇那些平和適當的藥，況且古代的富貴人家都是用中藥來安胎和通乳的。郭博信老師的女兒懷孕時下肢浮腫，老師每日處方大量黨參令其飲用，母子如今俱無不適之處。哺乳期間不能喝中藥的說法未免太武斷了，方子沒問題，藥也沒問題，自然是可以喝的。

我用的何首烏這味藥，有報導稱會造成肝損傷，這裡我需要說明一下，何首烏在應用時分生何首烏和製何首烏兩種，生何首烏截瘧解毒、潤腸通便，一般不會長期使用，而常用的往往是補益精血的製何首烏。製何首烏經過炮製（主要是用黑豆汁蒸煮曬乾），是沒有肝毒的，部分研究人員不明中藥藥理，以偏概全，聳人聽聞，甚至嘩眾取寵，著實可笑。但此事也提醒我們在選購中藥時，要選

擇正規廠家炮製到位的藥材，以免因炮製不當或藥材摻假等原因造成損失。

附：李祥舒老師曾提到桑寄生可治脫髮，我想大抵因其滋補肝腎、養血通絡之故。今脫髮者愈眾，臨證時每想起此藥，欲用卻又覺得其治療脫髮之理論基礎稍顯薄弱。脫髮雖是小病，但醫藥之事又豈可輕率？ 2017年歲末，我寫信向老師問安，便在信中提及此事。

我這人有時十分懶散，有時又十分勤快，信件尚未寄出，我便迫不及待地去了王府井書店查閱資料。《本草蒙筌》記載桑寄生「長鬚長髮、堅齒堅牙」，《景岳全書》記載其「長鬚眉、堅髮齒」，《本草崇原》更解釋：「寄生感桑氣而寄生枝節間，生長無時，不假土力，奪天地造化之神功……充肌膚，精氣外達也。堅髮齒，精氣內足也。精氣外達而充肌膚，則鬚眉亦長。精氣內足而堅髮齒，則胎亦安。蓋肌膚者，皮肉之餘。齒者，骨之餘。髮與鬚眉者，血之餘。胎者，身之餘。以餘氣寄生之物而治餘氣之病，同類相感如此。」這不正是我們常說的取類比象嗎？

我現學現用，隨即治了一位有脫髮症狀的朋友：桑寄生15g、黨參20g、製何首烏20g、墨旱蓮10g、女貞子10g、骨碎補20g、石菖蒲8g、遠志6g、茯苓15g、合歡皮10g、鬱金12g。此君以此方加減治療5個月，因其兼有多夢，加針百會、四神聰等穴位共計20餘次，調神安神，促進頭部氣血循環，效果良好。

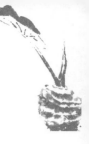

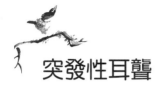 突發性耳聾

邢某某，男，20歲。

因工作原因近日來輾轉多個城市，疲勞過度，突發單側耳聾及耳內閉塞感。偶有耳鳴、眩暈、心悸，多夢，納呆。舌淡苔薄白，脈未及。

【方藥】

人參6g　黃耆12g　白朮9g　當歸6g

龍眼肉9g　黃精9g　酸棗仁12g　遠志6g

茯神12g　木香6g　丹參9g　石菖蒲6g

磁石30g　炙甘草3g　生薑3g　大棗9g

3劑。

◇ 醫話：

突發性耳聾也稱特發性耳聾，原因不明者應立即前往耳鼻喉科就診，以免造成無法彌補的損失。傳統醫學稱此病為暴聾，大致分為痰熱蘊結、肝火上擾、肝腎陰虛、氣滯血瘀四個典型證型。

痰濁蘊結多因飲食不節、痰熱內蘊，多伴有腹脹便溏、苔膩脈滑，可用清氣化痰丸加減。肝火上擾多與情緒

有關，多伴有胸悶脅痛、舌紅脈弦，可用龍膽瀉肝湯加減。我的徒弟上大學時猝然耳聾，當地醫師囑其急服龍膽瀉肝丸，以免延誤病機。肝腎陰虛多見於中老年人，因腎開竅於耳，肝腎精血同源。肝腎陰虛，精血不足，耳朵自然失其所養。

這類病人多伴有頭暈目眩、腰膝酸軟、舌紅少苔、脈細數無力等陰虛諸症，可用耳聾左慈丸加減。氣滯血瘀者無明顯症狀，可從舌脈判斷，舌上多有瘀點，脈澀或弦，可用通竅活血湯加減。

本例病人發病與疲勞有關，但未見肝鬱化火，亦無陰虛諸症，故辨證為心脾兩虛，予歸脾湯加減。歸脾湯是我常用的方劑，可健脾益氣、養心補血。

方中人參、黃耆、白朮健脾益氣，脾氣健旺則氣血生化有源頭。當歸、龍眼肉補血養心，加黃精補腎益精。酸棗仁、遠志、茯神安神養心，木香、丹參理氣活血，使補而不滯。歸脾湯原方中本沒有丹參，但我常於方中加入此藥。石菖蒲芳香開竅，磁石安神聰耳，甘草、生薑、大棗和胃健脾、調和諸藥。

附：我一般用歸脾湯以黨參代替人參，加女貞子、丹參。另酸棗仁價格較高，若夜寐尚可，則去之不用。方藥調整為黨參10g、黃耆10g、白朮10g、甘草6g、當歸10g、龍眼肉10g、女貞子10g、木香6g、茯神10g、丹參6g、遠志6g。

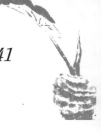

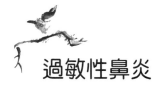

過敏性鼻炎

范某某，女，33歲。

主訴過敏性鼻炎十餘年，遇冷易發，伴哮喘，長期使用日本佐藤鼻炎噴劑緩解症狀。舌淡紅苔白滑，脈未及。

【方藥】

麻黃9g　　白芍9g　　細辛3g　　乾薑6g

甘草6g　　桂枝9g　　法半夏9g　　五味子3g

荊芥9g　　辛夷9g　　黃芩6g

7劑。

◇ 醫話：

很多人都問過我：「過敏性鼻炎可以根治嗎？」「中醫可以治過敏性鼻炎嗎？」那麼我先從西醫的角度解釋一下過敏性鼻炎產生的原因。

西醫認為，過敏原進入鼻腔時，會刺激機體產生特異性抗體，抗體與肥大細胞結合，當過敏原再次進入體內，肥大細胞釋放一種叫「組織胺」的物質，我們通常叫它「組胺」。組胺受體活化後，就引起了打噴嚏、流鼻涕、

鼻塞、鼻癢等一系列過敏症狀。

因此西醫在治療過敏性鼻炎時，除了使用糖皮質激素，會廣泛應用抗組胺藥，也叫抗過敏藥，防止組胺與受體結合，從而抑制過敏症狀的產生。

不可否認的是，抗組胺藥在緩解過敏症狀方面效果顯著，但不從根本上解決問題。

中醫將過敏稱為特稟，即稟賦不足、正氣虧虛，故為外邪所乘。過敏原和受涼傷風都是導致過敏性鼻炎的外邪，簡單來說，就是免疫力低下，抵禦不了外界的刺激。就像傳染病肆虐的時候，身體強健的人往往不容易染病，反之身體孱弱的人在相同條件下往往是高發人群。

也有一部分人本來不過敏，但後來過敏了，這部分人可能是先天條件好，但後天生活方式不健康，所以淪為了特稟體質的亞健康人群。

中醫在治療過敏性疾病時，以扶正祛邪立法，注重培養人體本身的正氣，使其能夠自行抵禦外界的刺激，這才是根本之道。

但體質的形成不是一朝一夕的事，要想改變特稟體質，也非一朝一夕之功。想要消除一時的過敏症狀容易，要想根治反覆的過敏疾病可能要經年累月地治療。

中醫治療過敏性鼻炎的週期較長，所以我在治療過敏性鼻炎時注重中西結合，輕中度患者囑其以鹽水洗鼻，保持鼻腔清潔；重度患者必要時囑其外用愛賽平，或內服鹽酸非索非那定片（抗組胺藥），起效較快，亦可加服孟魯司特納片（白三烯受體拮抗劑）。

外用糖皮質激素噴劑是國際上公認的有效辦法，如雷諾考特、輔舒良、內舒拿等，一般連續使用約3天後開始起效。我是很排斥激素的人，但鼻噴激素給藥的吸收率並不高，只要在專業人士的指導下使用亦無不可。

我看過一個報導，有患者迷信日本鼻炎藥，大量採購使用。日本產的本無不可，但任何藥物的使用都必須堅持科學的態度，該患者看不懂日文，不知其說明書上寫的使用注意，沒按要求間隔用藥，最終轉變成藥物性鼻炎。此外，有些醫生採用局部鼻甲注射的方式給藥，我對此不甚認同。

我常處方的是過敏煎合小青龍湯加減。過敏煎是中醫學家祝諶予先生所創，祝諶予先生還是當年北京四大名醫之一施今墨的高徒，博採眾長，非常了不起。

小青龍湯是張仲景《傷寒論》裡的方子，方中麻黃、桂枝發汗散寒以解表邪；乾薑、細辛溫肺化飲，兼助麻黃、桂枝解表祛邪；五味子、芍藥斂肺養血；炙甘草益氣和中、調和諸藥。

這個方子除了治過敏性鼻炎，對急慢性支氣管炎、肺炎等分泌物量多清稀的疾病都有療效，但如果是熱證，還要加黃芩、蒲公英，或改小青龍湯為錢乙的瀉黃散。瀉黃散雖為治脾經濕熱之方，但水穀精微皆由脾輸布全身。此外，有明顯脾腎氣虛者，亦應辨證施治。

本例患者是明顯的寒證，故選小青龍湯。我還加了常用於治療風寒感冒的荊芥，加了同為發散風寒藥的辛夷。辛夷散風寒、通鼻竅，是治療鼻淵的常用藥。少佐黃芩，

可燥濕瀉火。患者服藥一週後，回饋鼻炎明顯緩解，哮喘更未發作。然小青龍湯畢竟辛溫燥烈，久服有傷陰耗血之虞，我另以過敏煎為主方，患者前後共服60劑，並囑其家人為其常灸肺俞。來年隨訪時，患者因未再發作，竟不知已到換季易發之時。

注意，我此次用小青龍湯時細辛只用了3g，是取緩緩圖之之效，並非因為「細辛不過錢」之說。「細辛不過錢」指的是單用細辛粉時，不可超過一錢，但使用細辛飲片配入方劑治療風寒急症時，往往要大劑量才能起效。有本書叫《細辛與臨床》，書中說這味藥用好了效如桴鼓。

根據我的經驗，重度鼻炎患者每年服藥3個月，第二年就會有明顯改善，堅持3～4年就有可能根治。中醫治病之法多種多樣，無法長期喝湯藥的患者在非發作期也可以選擇丸藥，或行以針灸。針法除傳統穴位外，北京同仁醫院李新吾教授的針刺蝶齶神經節療法亦十分有效。

寒者夏季可佐以三伏貼助陽散寒，虛者冬季可佐以膏方滋補氣血。

此外，還可以用辛夷、薄荷、蒼耳子等藥自製香囊，或將諸藥打粉裝瓶時時嗅之，亦可直接購買泰國的八仙薄荷香筒。無論如何，在確定治療方案後一定要持之以恆，這樣才能見到效果。

當然，治療方案還是要專業人士來擬定。有報導稱，某日本「網紅」鼻炎藥的主要成分是鹽酸萘甲唑啉，此物的確可以由收縮血管來緩解鼻炎症狀，但容易引發藥物性鼻炎，我國早在20年前就已將其淘汰，所以選擇藥物時

一定要清楚明白，不能盲目跟風。

另外，鼻中隔偏曲導致的過敏性鼻炎針藥治療效果較差，必要時可考慮手術。

附：余近來亦常用大青龍湯治療過敏性鼻炎，此方由麻黃湯倍用麻黃，加石膏、生薑、大棗而成，故麻黃用量獨重。余用之治鼻炎時，約是以下劑量：麻黃4g、桂枝6g、生薑9g、石膏18g、杏仁3g、炒甘草6g、大棗6g。用量雖輕，然則若辨證準確、加減得當，服用1個月後必有良效。

另，近日整理儲物櫃，發現一則多年前寫下的過敏性鼻炎方：白芷6g、細辛3g、炒蒼耳子10g、辛夷6g、蟬蛻6g、大黃3g、薑黃10g、茯苓10g、僵蠶10g、炒甘草6g、烏梅10g。此方寓蒼耳子散、升降散於其中，散中有收，再看之下亦覺得頗具其妙。

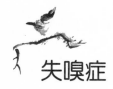

失嗅症

曹某某，女，23歲。

感冒後表證已解，但鼻塞日益加重，漸失嗅覺。無汗。舌淡紫苔薄白，有瘀點，脈未及。

【方藥】

麻黃9g　荊芥9g　蒼耳子9g　辛夷9g

石菖蒲6g　乾薑9g　木香9g　川芎9g

甘草6g

3劑。

◈醫話：

此症西醫或稱嗅覺障礙，中醫或稱不聞香臭、鼻聾，故與此前的耳聾有相似之處。

本例病人發生於感冒之後，應是寒邪未去，入裡犯肺，肺開竅於鼻，故鼻失嗅覺。

我處方麻黃、荊芥、蒼耳子、辛夷發散風寒。其中麻黃宣肺氣、開腠理、散風寒、發汗解表；荊芥是治療風寒感冒之要藥；蒼耳子、辛夷質輕升浮，相須為用，輔助石菖蒲以開鼻竅；乾薑溫裡散寒；木香行氣宣滯；川芎活血

祛風；甘草調和諸藥。

　　失嗅的辨證和耳聾相似，我們先把它分為虛、實兩類。屬實證的除了上述風邪犯肺，還有肺胃蘊熱，湖南中醫藥大學李凡成教授的經驗是用加味升麻葛根湯加減。虛證屬肺氣不足者，多伴有咳痰清稀、動則氣短，可用百合固金湯加減。

　　另肺氣虛者往往伴有脾氣虛，脾主運化，水穀精微上輸於肺，故二者關係緊密。肺脾兩虛者，兼有食少納呆、腹脹便溏等，可用補中益氣湯加減。

　　根據我的經驗，五官科疾病雖有主方，但加減亦極為重要，如我常加開竅藥石菖蒲，通鼻竅藥常用辛夷、蒼耳子、鵝不食草等。

　　再如「突發性耳聾」一節提到的通竅活血湯本身就用了麝香、老蔥辛香通竅，以達到引藥上行的目的，另外還需根據情況配伍理氣活血藥。

　　我還治過一例失嗅患者，失嗅日久，已累及味覺，故發生五覺失常時均應及早就醫。

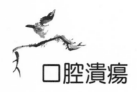

口腔潰瘍

穆某某，男，25歲。

平素口腔易發潰瘍，尤以近3個月反覆發作。舌紅苔白稍膩，左手寸脈弦、尺脈沉。熬夜多夢，偶有煩熱。納可，眠尚可，二便調。

【方藥】

生地黃20g　山茱萸12g　麥冬15g　石斛15g

梔子10g　夏枯草15g　胡黃連10g　淡竹葉15g

澤瀉10g　白及10g

5劑。

◎醫話：

中醫稱口腔潰瘍為口瘡，也叫口舌生瘡，一般是心脾積熱上蒸所致，治宜瀉火解毒，常用黃連解毒湯，即黃連、黃芩、黃柏、梔子四藥，清瀉三焦之火，但並非所有口瘡都是心脾積熱，也有可能是「水」不夠了，不能夠制火，所以導致火氣蒸騰。本例患者有十多年的熬夜史，損耗腎陰，故見煩熱多夢，這也是中醫常說的腎水不足、心火上炎而致心腎不交，進一步發展就會出現失眠、盜汗等。從脈象上看，患者有心肝鬱熱、腎氣不足。舌紅苔

膩，說明稍有濕熱。常規的口腔潰瘍是實證，所以用黃連解毒湯清瀉實火，但本例病人的病根是腎陰虛，故應補中有瀉、補瀉結合。我用生地黃、山茱萸、天冬、石斛滋陰補腎，梔子、夏枯草、胡黃連清熱瀉火，淡竹葉、澤瀉導熱下行，白及收斂生肌。

一週後，潰瘍癒合，改白及為玄參，玄參既是清熱涼血藥，也能滋陰，且色黑入腎，囑服7劑。兩月後隨訪，患者未有口瘡復發。患者因工作仍需熬夜，囑常服余自擬之熬夜良方水丸保健。熬夜是現代年輕人很難避免的一件事，我也是個熬夜族，所以一直在尋找補救的方法。玉竹潤肺養胃，還可生津，常用於內熱煩渴。黃精潤肺補脾，還可益氣，常用於腰膝酸軟及倦怠之症。枸杞子滋補肝腎、潤肺明目，是常見的補益藥。熬夜損耗陰液，所以此三味藥滋陰補虛，且三藥都是味甘性平之品。

我尤其要說一下黃精，這是我們家做飯的佐料，做菜、燉湯都會加一些製黃精，不但滋補身體，還可以調味。有了它可以少放鹽和醬油，更不用放什麼味精了。在《西遊記》中，花果山群猴們常吃的「天地靈藥」就有黃精，可見吳承恩時代就將黃精視為養生佳品。

此外，陰虛易生內熱，熬夜時間久了，就會感覺渾身燥熱，甚至想睡覺時都難以入睡，這就是中醫講的五心煩熱，所以我配伍少量清熱的梔子和夏枯草。梔子清熱瀉火，多用於心煩失眠、躁擾不寧等濕熱之證。夏枯草清肝火、散鬱結，用於目赤腫痛、目珠夜痛等症。我還用了赤靈芝這味藥，很多人受文學作品的影響，都以為靈芝是很

貴的「神藥」，我要告訴大家的是那應該是深山靈芝，而且生長多年，所以價格不菲。現在常用的是人工養殖的普通藥材靈芝，取其滋養安神之效。

我常用這六味藥加減治療熬夜導致的各種不適，如我同學楊某一旦長期熬夜就會出現心悸的症狀，我用此方加生脈飲治療；某演員長期熬夜，嘴角多發痤瘡，我用此方加大補陰丸治療。

對於口腔潰瘍頻發的患者，丸劑是不錯的選擇。耿鑒庭先生有一自擬丸藥方，便是針對脾胃伏火所致的口瘡頻發所擬。以黃精、山藥、石斛、棉花根、蓮子心、玄參、綠萼梅花、菰米、柿霜製蜜丸，每服6g，每日2～3次。其中棉花根補氣生肌，可用黃耆代替。菰米解煩熱、調腸胃，柿霜清肅上焦火邪。耿鑒庭先生出身揚州中醫世家，他本人亦是我國著名的耳鼻喉科專家。原寧波市中醫醫院院長王暉教授有個「口瘡十三味」，是針對陰虛濕熱的病機而設，舉凡陰虛濕熱之證均可以此方加減，用之甚效。全方十三味為肥知母、生石膏、淡竹葉、焦山梔、小川連、升麻、廣藿香、北防風、大生地、粉丹皮、太子參、全當歸、生甘草。

李祥舒老師治療口腔潰瘍常用瀉黃散，傷寒大家胡希恕先生認為口腔潰瘍患者亦不乏上熱下寒之證，可予甘草瀉心湯加減。我曾就讀的學校醫學院附屬醫院中醫科郁青萍主任常用桃紅四物湯加味。王琦教授對於口腔潰瘍輕症常囑患者用竹茹煎水含漱。傷寒大家胡希恕先生認為口腔潰瘍患者亦不乏上熱下寒之證，可予甘草瀉心湯加減。

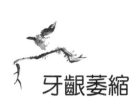

牙齦萎縮

劉某，男，23歲。

主訴自覺牙齦萎縮兩年餘，無牙體鬆動、出血，口腔科檢查未見明顯異常，囑定期檢查，嚴重時予手術。曾自服補腎固齒丸，未顯效。舌紅苔白膩，脈沉。

【方藥】

黨參10g　白朮10g　山藥10g　炙甘草10g

扁豆15g　炒杜仲10g　續斷10g　補骨脂10g

升麻6g　黃連3g

30劑。

◈ 醫話：

牙齦萎縮多見於中老年人，青年人疲勞過度、全身健康狀況不佳也會導致牙齦萎縮。很多醫師治療牙齦萎縮，都從腎論治，因為《黃帝內經》中說「腎主骨」「齒為骨之餘」，所以應用補腎固齒丸一類的滋補藥。

補腎固齒丸這個方子我很喜歡，方中既有滋補的熟地黃、紫河車、骨碎補、枸杞子，還有活血的雞血藤、鬱金、丹參，以及清熱的牡丹皮、野菊花等。但本例病人並無牙齒鬆動，也無咀嚼不適等症，所以不是補腎固齒丸的

藥證。

　　需要注意的是，患者的病位在齦不在牙，而齦屬肌肉，肌肉歸脾管，所以應該從脾論治。患者右手關脈沉弱，舌有齒痕，也是脾虛之象。

　　我處方黨參、白朮、山藥、炙甘草、扁豆補氣健脾，搭配炒杜仲、續斷、補骨脂強筋壯骨，佐以炙升麻升提中氣。因患者兼有熱象，故少佐黃連清熱燥濕。

　　本方雖也用了杜仲、續斷等入肝腎之藥，但總體以補脾為主，配伍升麻升提中氣。加入升麻一藥，是受了李祥舒老師的啟發，如舉元煎（人參、黃耆、白朮、甘草、升麻）中的升麻，補中益氣丸（黃耆、黨參、甘草、白朮、當歸、升麻、柴胡、陳皮）中的升麻和柴胡，升陽舉陷，必不可少。因本病病程較長，患者服藥1個月後未有明顯改善，但舌脈均較服藥前為好。

　　余以此方稍做加減，囑再服1個月，三診時上牙齦萎縮的症狀已明顯好轉，此後以水丸繼續治療。

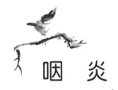

咽 炎

葉某某，女，16歲。

我去樓下的裁縫鋪拿快遞的時候，得知裁縫葉師傅的
孫女患咽喉炎數月不癒，症見咽喉腫痛，血常規結果
顯示白細胞計數高，醫院診斷為咽喉炎，靜脈注射頭
孢類藥物後血液結果正常，但症狀未消失。本樓一西
醫外科退休專家建議查甲狀腺彩超，亦未見異常。葉
師傅希望我可以開幾劑湯藥，我因未面見患者，本推
辭不就，且該病久治不癒，應屬疑難之症，無奈葉師
傅反覆懇求。透過視訊，我見患者舌質尚可，但見多
處褐色色塊，疑似染色所致，但患者否認進食。

【方藥】

金銀花10g　連翹10g　大青葉15g　板藍根15g

射干10g　南沙參10g　北沙參10g　麥冬10g

百合10g　菊花10g　牛蒡子10g　白芍10g

天花粉10g　桔梗10g　甘草6g

3劑。

◈ 醫話：

本例病人未及面診，舌苔也看得不甚清晰，本不應處

方，故難免有孟浪之處。

此方以諸清熱解毒藥為君。病人病程較長，陰血必有所傷，故配伍沙參、麥冬、百合、白芍滋陰養血。佐以天花粉消腫生津、桔梗宣肺利咽。本方苦寒之藥頗多，必配以甘草制約諸藥之寒。

患者服用3劑後腫痛略減，我加益氣健脾之山藥，囑再服7劑。幾週後再見到葉師傅之時，我得知小女孩已然痊癒，甚喜。此方之所以奏效，必與諸滋陰養血之藥密不可分。久病之下，元氣消耗，所以袪邪之餘，必佐以扶正之藥。即使患者既往體健，久服清熱之藥也須注意傷胃傷陽。

下面來談談咽炎的分型和治法。急性咽炎屬風寒者，用六味湯加減，此六味為荊芥、薄荷、僵蠶、桔梗、甘草、防風；屬風熱者，用疏風清熱湯加減；屬肺胃熱盛者，用普濟消毒飲加減。

急性咽炎只要切中病機，往往服用3至5劑即癒，但慢性咽炎卻是頑症。由急性咽炎轉成的慢性咽炎多見咽乾微痛、咽癢咳嗽，可見咽部充血紅腫，兼有五心煩熱、舌紅少苔、脈細數。這是肺腎陰虛所致，可用百合固金湯加減。另有咽部充血不甚明顯，但神疲乏力、納穀不香，舌淡有齒痕，脈弱。

我在「突發性耳聾」一節中說肺與脾休戚相關，這就是脾土不養肺金。中醫以五行比喻五臟，其中肺屬金、肝屬木、腎屬水、心屬火、脾屬土，金生水、水生木、木生火、火生土、土生金，金剋木、木剋土、土剋水、水剋

火、火剋金，所以肺和脾的關係是脾生肺，中醫稱脾為肺之母。

虛則補其母，所以脾肺兩虛時，往往以補脾為主，用參苓白朮散或補中益氣湯加減。我曾治一慢性咽炎屬脾虛證者，僅用補中益氣湯加10g射干，療效甚佳。

還有一種慢性咽炎我總說它不是咽炎，以免患者與其他證型混淆，盲目用藥，那就是「梅核氣」。顧名思義，梅核氣就是咽部像有一枚梅核一樣，有異物感，或有痰感，咳之不出，咽之不下，咽部檢查沒有異常，也不影響進食，就是感覺十分彆扭。

梅核氣的病因在這個「氣」字上，無形之氣，所以無論是肉眼還是儀器都捕捉不到它的蹤跡。梅核氣的病因是氣滯，具體來說就是肝鬱氣滯，脈是弦的。

歷代醫書都以半夏厚朴湯為治療梅核氣的主方，但我發現近現代很多名醫都在著作中不約而同地寫到自己用半夏厚朴湯治療梅核氣時效果不好。

我們來看半夏厚朴湯的組成：半夏、厚朴、茯苓、生薑、蘇葉，除了茯苓性平以外，其餘都是溫藥。肝鬱本身就易化火，豈可再用溫藥？

如火神派的李可先生在他的《李可老中醫急危重症疑難病經驗專輯》中談及此事寫道：「痰氣未開，反而燥化。肺陰一傷，宣降無權。五臟便失卻『霧露之溉』。」所以我用來治梅核氣時酌加玄參、鬱金，半夏用法半夏或竹瀝半夏。

「疲勞」一節的醫話中，就記錄了一則我用加味逍

遙丸治好梅核氣的案例。我雖然崇尚經方，但師古而不泥古。中醫的精髓是「一人一方」的靈活，今人的體質和古人的體質千差萬別，豈可不加變通？

附：曾治梅核氣患者陶某，男，29歲，主訴咽喉有異物感，且有十餘年的吸煙史，西醫診斷為慢性咽炎。舌暗，脈弦數。予桔梗10g、枳實10g、蘆根30g、生薏苡仁30g、冬瓜子24g、桃仁9g、柴胡10g、升麻10g。方中桔梗為藥中之舟楫，能載諸藥之力上達胸中，枳實開氣機之壅結，除胸脅痰癖而下行，二者一升一降，暢調氣機。張錫純謂「柴胡為少陽之藥，能引大氣下陷者自左上升；升麻為陽明之藥，能引大氣下陷者自右上升」。

本擬再加滋陰之品，但患者吸煙日久，故改予葦莖湯滌蕩肺「壅」，且方中蘆根亦有生津之效。葦莖是蘆葦初生的嫩莖，多用蘆根代替。

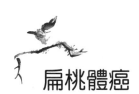

扁桃體癌

王某，男，28歲。

主訴咽部不適1個月，當地醫師查見左側扁桃體異常大，懷疑是腫瘤，預約先切除病側做病理檢查。患者長期關注我的微信公眾號，等待手術期間要求我為他用中藥調理。

【方藥】

西洋參5g　冬蟲夏草5g　石斛15g　白花蛇舌草45g

半夏10g

3劑。

◈ 醫話：

筆者認為，中醫中藥在腫瘤治療的各個時期都能起到非常重要的作用。中醫治療腫瘤的根本大法是扶正祛邪，亦可配合西醫在手術期和放、化療期扶正固本，另外放、化療期出現的種種不適也可以透過中醫的針、藥緩解，以提高患者的生活品質。

上海市中醫醫院的孫素琴主任和我聊到，為了適應現代社會的需要，醫院要求中醫大夫必須學習西醫知識，

卻不要求西醫大夫一定要學習中醫知識，但醫院裡西醫腫瘤科的幾位大主任都是中醫高手，因為腫瘤發展到晚期的時候，單純使用西醫的辦法往往難以取得預期的效果，所以用中西醫結合的方法來延長患者生命、提高患者生活品質。

蘇州市中醫醫院根據省名老中醫何煥榮主任的經驗方研製的扶正膠囊是我非常喜歡的中成藥，該藥簡便驗廉，成分為綿黃耆（生）提取物、冬蟲夏草菌絲體和西洋參，益氣補腎，用於免疫功能低下、疲勞綜合徵和慢性疾病恢復期。

我取冬蟲夏草、西洋參，配伍石斛，扶正生津。其中不用黃耆是北京中醫藥大學趙軟金博士的經驗，趙老師是劉渡舟先生的高徒，在美國行醫20餘年，致力於癌症的治療和研究，其自創的神香溫通法頗有獨到之處。趙老師認為黃耆閉門留寇為甚，邪盛時切不可用。

「閉門留寇」是中醫常用的詞，比喻邪氣未去就擅用補藥。中醫講用藥如用兵，如果一個城池裡的敵寇還沒有清除就關閉了城門，那麼敵人潛伏下來發展隊伍、策反官員，這是多麼可怕的事情啊。很多癌症病人發現病情以後，本該清熱解毒，但自行服用靈芝等補益之品，結果越補越重，這就是閉門留寇。

還有很多亞健康人士，本是濕、熱諸邪所致，但不明醫理或偏信廣告，以為自己是虛證，擅用補藥，這樣的閉門留寇不在少數，這也是造成今人體質大多虛實夾雜的原因。所以扶正固本不是簡單的補藥疊加，要補瀉得當，尤

其是初期邪盛時，慎用單純扶正固本法。

　　此外，活血化瘀法在此階段也須慎用，以免成為癌細胞擴散的「幫兇」。

　　白花蛇舌草和半夏均為抗腫瘤藥。白花蛇舌草清熱解毒，《廣西中藥志》云：「治小兒疳積、毒蛇咬傷、癌腫。」現代藥理學分析也證明其確有抗腫瘤之效。半夏也是經過認證的抗腫瘤藥，功能消痞散結。

　　我在《明醫之路，道傳薪火》一書中看過某位前輩關於半夏治療腫瘤的論述，此書為北京中醫藥大學首屆畢業生從醫回顧及學術精華集，但具體是哪位醫師如今已經記不得了。他言須用生半夏15g以上，生半夏雖有毒，但先煎30分鐘即可避免不良反應，這點不疑有他。

　　本方中的冬蟲夏草價格昂貴，長期使用會給患者造成巨大的經濟負擔，故長期服藥階段需予以替換。此外，癌症病人忌食辣椒、生蔥（包括洋蔥）、生薑、生蒜、海鮮、牛肉、羊肉，須知。

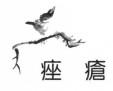

痤 瘡

張某，男，25歲。

痤瘡，以膿包為主，按之疼痛，煩熱口渴。舌紅苔黃，脈弦數。

【方藥】

黃芩10g　生地黃15g　赤芍10g　金銀花10g

蒲公英15g　土茯苓20g　大薊10g　地膚子10g

生甘草6g

7劑。

◆ 醫話：

痤瘡俗稱青春痘，是青少年的常見病，即使過了青春期，也會因為飲食不節或內分泌失調而生痤瘡，多發於面部。中醫講「肺主皮毛」，所以治療痤瘡多從肺論治，尤其是見白頭粉刺，伴有輕微痛癢、顏面潮紅、鼻息氣熱，且舌紅苔黃、脈浮數或細數的，多考慮肺經，常用的方劑是枇杷清肺飲加減，並可於肺俞拔罐配合。

枇杷清肺飲中有枇杷葉、桑白皮、黃連、黃柏、人參、甘草，常加石膏、知母、黃芩、生地黃等增強清熱之效，熱重者再加蒲公英、土茯苓，夾濕者加茵陳蒿、地膚子，夾風者加薄荷、牛蒡子。

日久不退、反覆發作的痤瘡要考慮傷及陰血，陰虛者

合二至丸，血虛者合四物湯。痤瘡日久不退，還要考慮損陰及陽，用陽和湯加減。陰陽俱虛者，用二仙湯加減。

女性經前痤瘡，屬於衝任失調，多發於口周或下頜，且多伴有月經不調，可用丹梔逍遙散加減，尤其是加上枸杞子和丹參，這兩味藥經現代藥理證明，確有調節內分泌的作用。女性伴有月經病者，可加香附。

很多人生了痤瘡會外用蘆薈膠，其實家裡養盆蘆薈，用的時候割一段下來，削皮取汁，無論是洗臉、塗臉還是做面膜，效果都非常好。此外，還可以選擇玫蘆消痤膏、複方片仔癀軟膏、龍珠軟膏或馬應龍麝香痔瘡膏等成藥。痤瘡切忌抓撓，抓破後易形成痘坑，日久難以治癒。

本例病人有一派熱象，屬熱毒壅滯，治療應以清熱為主，故用黃芩、生地黃、赤芍、金銀花、蒲公英、土茯苓。其中生地黃可補血養陰，赤芍可活血化瘀。大薊涼血止血，避免血熱妄行，生甘草調和諸藥。病人服藥1週後痤瘡明顯減輕，鞏固1週後，酌以調養脾肺為主。此外，皮膚病病人忌食海鮮、羊肉、辛辣、白酒，須知。

很多人後背上也會長痤瘡，此多為痰濕中阻，可予黃芩、土茯苓、藿香、薏苡仁、法半夏、牡丹皮等。我曾在網上看到過一個治療痤瘡的方子，方為土金茶15g、林蘭15g、黃波羅15g、婆婆丁15g、枇杷葉10g、赤芍15g、山豆根15g、烏扇15g、野菊花15g、金銀花15g、菘藍15g、大青葉10g、一見喜15g、連翹15g、當歸15g、甘草6g。乍一看挺嚇人的，超過半數的藥我都沒聽過，查詢以後方知土金茶是炒黃芩，林蘭是石斛，黃波羅是黃柏，婆婆丁是

蒲公英，烏扇是射干，菘藍是板藍根，一見喜是穿心蓮，全都是我常用的藥。中藥的別稱很有意思，如五味消毒飲裡有紫花地丁，其實還有一味黃花地丁，那就是蒲公英了，婆婆丁、黃花地丁、構褥草都是蒲公英的別稱，此外亦簡稱公英。天津一金姓富商曾求診於施今墨先生，言道自己乏力疲憊、食慾不佳、大便稀溏，吃過天津名醫陳方舟先生3劑藥，覺得沒什麼效果。施先生一查舌脈，舌淡少苔、細緩無力，再一看陳先生的方子，四君子湯，藥證相符啊，但金先生堅持認為陳先生的方子無效，一定要施先生開個方子。施先生沉吟片刻，寫下鬼蓋三錢、楊槍三錢、松腴五錢、國老三錢，並叮囑金先生要連服兩週。

兩週後，金先生的身體大有好轉，便命人準備厚禮去京城謝施先生，施先生說：「要謝就謝陳先生，我不過是改了名稱和劑量，為他抄方而已。」

附：趙某，女，37歲，某綜合醫院康復科主治醫師。主訴皮膚出油嚴重，毛孔粗大，偶然在醫院圖書室看到山西科學技術出版社出版的《七十名中醫臨證特效方》一書中有治「該症」之方，問我是否可以照方抓藥。

原方：大楓子8g、赤芍12g、丹參12g、生石膏15g、生地黃12g、土茯苓12g、金銀花12g、連翹12g、知母12g、黃芩12g、冬瓜子15g、生甘草12g、枇杷葉10g、葛根12g、升麻12g、麻黃10g、桂枝10g。余觀其舌質暗，另訴痛經，偶有胸痹。加減為：大楓子5g、白花蛇舌草30g、茶樹根30g、麻黃8g、桂枝10g、葛根12g、升麻12g、冬瓜子15g、丹參30g、虎杖20g，7劑。

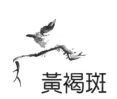

黃褐斑

尚某某，女，40歲。

面部淡褐色皮損，邊界清晰，形狀不整。無鱗屑，無自覺症狀，日曬後加重。舌暗紅少苔，脈沉細。

【方藥】

當歸10g　熟地黃10g　生地黃10g　赤芍10g

川芎6g　桃仁10g　紅花6g　益母草15g

柴胡6g　枳殼6g　玫瑰花6g　白芷6g

7劑。

◈醫話：

本例病人黃褐斑以血瘀為主，故用血府逐瘀湯加減。血府逐瘀湯即桃紅四物湯合四逆散加牛膝、桔梗而成，故選桃紅四逆湯養血活血。患者因有熱象，故易白芍為赤芍，加生地黃，再加益母草增強活血之效。取四逆散中的柴胡、枳殼，加玫瑰花疏暢氣機。白芷引藥直達頭面。

不難看出本方除了應用當歸、赤芍、川芎、桃仁、紅花、益母草活血以外，另有柴胡、枳殼、玫瑰花三味理氣之品。因黃褐斑多與肝鬱有關，所以黃褐斑以血瘀為主的用血府逐瘀湯，以肝鬱為主的用逍遙散或丹梔逍遙散。肺

主皮毛，若為肺氣不舒，可用袁尊山大夫的經驗方舒肺散斑湯（荷葉6g、防風10g、蟬蛻6g、桔梗10g、百合10g、浙貝母15g、淡竹葉10g、木通10g、瓜蔞皮10g、法半夏10g、芫蔚子10g、甘草6g）。

　　黃褐斑是女性從青春期到絕經期均可發生的疾病，發於絕經期的黃褐斑多為腎陰不足，用六味地黃丸。若陰陽俱虛，用二仙湯。若兼有脾虛，可用鐘以澤大夫的經驗方三黃湯（黃耆30g、黃精30g、熟地黃30g、茯苓30g、白朮30g、當歸30g、香附15g、白僵蠶10g）。

　　清代林之翰寫的《四診抉微》有句話：「氣由臟發，色隨氣華。」內臟的疾病不一定反映在皮膚上，但皮膚的變化一定與臟腑的虛實、氣血的盛衰有關。西醫同樣認為除了日光等外界因素，雌激素、孕激素的失調，都會造成面部皮膚色素沉積。

　　本病病程較長，故後期以丸藥緩緩圖之，並配合中藥面膜外敷。人的皮膚和身體各項機能一樣，一定是一個從生長到衰老的過程，效果越明顯就越「逆天」，添加的化學製劑也就越多，皮膚的負擔也就越重。我曾經遇到過一個30多歲的皮膚乾燥綜合徵的患者，他無意中和我說了一句很重要的話：「我平時還用艾洛松抹臉，一開始挺有效的，但後來就不行了。」聽到這句話我大為震驚。艾洛松是什麼？有過皮炎或者濕疹經歷的朋友可能知道，艾洛松是皮膚科激素藥，該類藥物可加快皮膚新陳代謝，如果是為了治病，自然是可以科學使用，但如果當作美容品長期使用，那麼加速新陳代謝就意味著加速衰老。

　　無論是中醫還是西醫，對激素藥的使用都十分慎重。浙江中醫藥大學的鄭武大夫是寧波中醫醫院的男科專家，他分享過一則陰囊濕疹病人使用艾洛松導致皮膚變薄的案例，提醒大家皮膚薄弱部位應慎用激素藥。此外，艾洛松是甲類非處方藥，非處方藥OTC分甲、乙兩類，甲類的標誌是紅底白字，不良反應相對較強，乙類的標誌是綠底白字，不良反應相對較弱。

　　很多中醫藥大學的學生都有自製中藥面膜的經歷，中藥面膜多取自天然動植物，相對安全。比較有名的中藥面膜是七子白，顧名思義就是白朮、白及、白蘞、白芍、（白）茯苓、白僵蠶七味帶「白」字的中藥。我對七子白不完全認可，比如白僵蠶這味是動物藥，相對來說可能會更容易引起過敏。國家級名老中醫劉燕池教授說臉部皮膚非常嬌嫩，即使是用中藥也要慎重。劉老已80高齡，仍在國醫堂出診，我前不久見了劉老一面，真稱得上是鶴髮童顏，相信與他的養膚理念密切相關。所以在配製面膜時，要做到可以內服的程度。

　　我取七子白中較為安全的白朮、白芷、茯苓三子。《藥性賦》上說：「（白朮）主面光悅，駐顏祛斑。」白芷和白朮更是傳統美容佳品，另加丹參或益母草活血祛瘀。諸藥打粉後，用維生素E乳調和成泥，敷在臉上，待15分鐘後洗淨即可。維生素E乳北京醫院和北京協和醫院都有生產，也可用大寶代替。曾給一友人之親戚處方白朮、茯苓、黨參、丹參打粉調敷，此人覺得每日敷面甚是麻煩，竟自行將外敷改為內服，結果仍有效用。

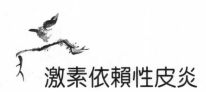

激素依賴性皮炎

劉某，女，50歲。

面部激素依賴性皮炎1年，皮損以紅斑為主，舌紅無苔。

【方藥】

青蒿 15g　　鱉甲 15g　　生地黃 12g　　知母 9g

牡丹皮 9g　　黃芩 6g　　銀柴胡 6g　　女貞子 9g

槐花 9g

7劑。

◇醫話：

激素依賴性皮炎是近年來出現的皮膚病，是長期使用糖皮質激素的不良反應，「黃褐斑」一節中提到的艾洛松就屬於糖皮質激素。

除了自行濫用以外，一些不正規的美容院為了留住顧客，在其自製的護膚品中加入大量的激素，以達到明顯的「護膚」效果。

該病屬中醫「藥毒」範疇，屬實證的多為濕毒、熱毒，大抵用茵陳蒿湯或趙炳南先生的涼血五花湯（紅花、

雞冠花、凌霄花、玫瑰花、野菊花或金銀花）加減；屬虛證的或為熱灼陰液，用青蒿鱉甲湯加減，或為苦寒傷陽，用白通湯加減。

　　本例患者舌紅無苔，是陰虛之象，故以青蒿鱉甲湯為主方，加女貞子、銀柴胡滋陰清虛熱。黃芩清肺燥濕，肺主皮毛，且黃芩有抗炎和抗過敏的作用。槐花涼血止血，能使血不妄行。

　　服藥時囑用空軍總醫院所製之潤膚霜，該藥以人參皂苷為主要成分，益氣活血。1週後患者回饋「激素臉」明顯好轉，效不更方。

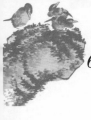

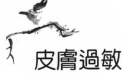

皮膚過敏

葉某某，女，28歲。

主訴面部皮膚因用某護膚品過敏半個月，皮損以紅斑為主，感覺灼熱。平素飲食不節，喜食肥甘。舌紅苔白膩，脈滑數。

【方藥】

薄荷10g　牛蒡子12g　蟬蛻10g　紫草10g

白鮮皮10g　茯苓皮15g　冬瓜皮20g　地膚子15g

銀柴胡10g　百合20g　熟地黃20g　生甘草10g

7劑。

◈醫話：

皮膚過敏多由外部刺激引發，但究其根本，還是要歸結於內部的虛證或實證。有的人天生就是過敏體質，去醫院查過敏原能查出好幾項；有的人患有多種過敏性疾病，過敏性鼻炎、過敏性哮喘、過敏性紫癜⋯⋯這些都是中醫「特稟」的範疇。

屬於虛證的多為先天稟賦不足，這類人多面色㿠白、自汗惡風、易感風邪，可用玉屏風散加減。玉屏風這個名字起得非常好，比喻服藥後就像有一面屏風立在你身前，為你抵擋風邪。而且這面屏風還是玉的，非常寶貴。玉屏

風散僅三味藥：防風、黃耆、炒白朮。防風即有屏風之意，是治療風寒表證的常用藥，與黃芩、連翹等配伍亦可用於風熱表證。黃耆和白朮都是補氣藥，以達益氣固表之效。

　　屬於實證的多為平素飲食不節，濕熱內蘊，復感外邪，發於肌表，可以用消風散加減。消風散雖為治風劑，但兼顧清熱、祛濕及養陰血，是我常用的方劑之一，我以此方加減治療多種風、熱、濕證，所用甚廣。

　　本例病人處方之藥雖非消風散，但亦頗有消風散之意。方中薄荷、牛蒡、蟬蛻宣毒透疹，紫草、白鮮皮清熱解毒，茯苓皮、冬瓜皮、地膚子健脾滲濕，百合、熟地黃滋陰養血，生甘草調和諸藥。銀柴胡清虛熱，又是祝諶予教授「過敏煎」中的一味藥。

　　過敏，包括「過敏性鼻炎」一節中提過的組織胺，都是舶來詞，但中醫也有專門對付它的方劑，如祝諶予教授的過敏煎、王琦教授的脫敏方（烏梅、蟬蛻、赤芝、防風）。有的朋友不明白治過敏為什麼要用烏梅、五味子酸收固澀。《素問·至真要大論》中說：「風淫於內，治以辛涼，佐以苦，以甘緩之，以辛散之；熱淫於內，治以鹹寒，佐以甘苦，以酸收之，以苦發之；濕淫於內，治以苦熱，佐以酸淡，以苦燥之，以淡泄之；火淫於內，治以鹹冷，佐以苦辛，以酸收之，以苦發之。」過敏性疾病風邪多與熱、濕、火邪交纏，故需以酸佐助。

　　中醫在治療過敏性疾病時，應以中醫思維思考問題，隨證用藥。本例病人二診時皮損明顯改善，加大青葉15g、側柏葉10g，涼血以增強療效，囑再服5劑。

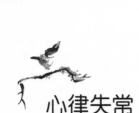

心律失常

徐某某，女，25歲。

本例病人是我的好友周某某的朋友的女友，我們一行五人相約去近郊春遊。病人一路上少言寡語，午飯前其男友轉述其身體不適，在車上休息，午飯不必相候。我率眾人前往其車上看望，見病人雙眉緊蹙，自言其「胸口像有塊大石頭壓著」。

余測其心率，108次／分鐘，細問之下，既往無心臟病史，無家族史。舌淡紅、苔薄白、脈細數。余以毫針刺其左右內關、神門二穴，不留針，並囑其男友前往附近藥店購買人參生脈飲。其男友電話告知藥店並無人參方生脈飲，只有黨參方。我續問是否有歸脾丸，其男友回復有，便囑其一同買回。

病人先服黨參方生脈飲1支，約5分鐘後服人參歸脾丸大蜜丸1丸，其後眾人陪同前往市區醫院。病人途中睡著約40分鐘，醒後自覺「巨石壓胸感」已無，呼吸順暢。余再測其心率，已降至75次／分鐘。

為穩妥起見，仍前往醫院檢查。約30分鐘後心電圖查見交界性心率，81次／分鐘，因症狀已無，急診醫師囑回家觀察、不適隨診。

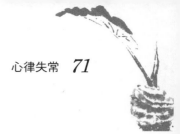

【方藥】

黨參10g　麥冬10g　炙甘草12g　阿膠6g

桂枝6g　木香6g　丹參6g　酸棗仁12g

7劑。

◎ 醫話：

本例病人雖有心悸，但神志清楚，無黑蒙、眩暈，初步判斷並非急危重症。余查其舌脈，為氣血兩虛之象，故針刺內關、神門，此二穴為治療心悸之常用效穴，可養心氣、安心神。

生脈飲即方劑生脈散的成藥，原方用的是人參，現常以藥性平和的黨參代替，故分人參方和黨參方兩種，用於急症自然以人參大補元氣為佳。此藥益氣養陰，用於氣陰兩虛所致的心脈痺阻甚效。因恐黨參成藥藥效不夠，故加益氣補血、健脾養心的歸脾丸。

其實成藥歸脾丸也分「人參方」和「黨參方」，人參歸脾丸用的是人參，直接稱歸脾丸的往往用的是黨參。以日常保健而言，用黨參或者更為平和的太子參是正確的。另外市場上還有一種人參健脾丸，是主要治脾虛積食的，一字之差，不可不察。

本例病人應為交界性心動過速。正常的心跳是竇房結控制左心房、右心房、左心室、右心室四腔產生的，所以叫竇性心律。病人可能由於房室傳導阻滯，故出現交界性心率。

西醫對交界性心動過速產生的原因並不十分明確，除了洋地黃中毒、下壁心肌梗塞和心肌炎外，未見明顯異常者往往不予治療，大抵亦可自行恢復。在本例救治中，我不敢說如果沒有我的行針和用藥，患者就不會自行恢復，但用中醫思維辨證施治，絕對是有益無害的，所以我們離開急診後，病人請我開方調理。

我仍以黨參、麥冬益氣養陰，加炙甘草養心復脈；阿膠補血滋陰，助黨參、甘草充養心脈；桂枝溫通心陽；木香行氣調中；丹參活血袪瘀，使補而不滯；酸棗仁寧心安神。

本方取生脈飲之黨參、麥冬，又有炙甘草湯之益心氣、養心血、振心陽之意。炙甘草湯又名復脈湯，心主血脈，炙甘草湯是治療氣血不足之「脈結、代，心動悸」的常用方，後世《溫病條辨》中的「復脈輩」都是由炙甘草湯演變而來，有的《方劑學》教材稱其為補氣補血第一方。加酸棗仁安神養心，則是受歸脾湯的啟發。是以本方雖只八味藥，但兼有生脈散、復脈湯、歸脾湯三方之意。

後來在北京中醫藥大學聽何慶勇老師的講座，他說炙甘草湯要用生甘草，現在的炙甘草應該叫蜜炙甘草，而生甘草反而更接近原方。其後在弘醫堂聽裴永清老師講《傷寒論》時，裴老亦反覆強調仲景之方不能用炙甘草，尤其是白虎湯，這是大是大非的問題。此外，清代傷寒學家柯韻伯認為炙甘草湯中的麻仁應該是棗仁，寫作麻仁是傳寫之誤。

我現在用炙甘草湯治療心律失常的劑量一般是生甘

草20g、煨薑15g、黨參12g、生地黃45g、桂枝15g、阿膠9g、麥冬15g、酸棗仁15g、大棗60g、砂仁6g。煨薑長於溫中止嘔，用於緩解心悸時的噁心嘔吐。炙甘草湯藥性壅滯，故加砂仁（後下）醒脾行氣。

　　補氣補血的劑量一般是生甘草12g、生薑9g、黨參6g、生地黃30g、桂枝9g、阿膠6g、麥冬10g、酸棗仁10g、大棗20g，阿膠可用熟地黃10g代替，生薑可酌情改為乾薑3g。原方還有「清酒七升」，這裡不是特指日本清酒，而是清澈透明之酒，或解釋為酒之上層清液，一般用黃酒即可。

　　我的好友黎崇裕醫師每年都會給我寄兩瓶他媽媽親自釀的江西客家黃酒，是用他家自己種的糯米釀的，味道甘美可口。有一回給暫住在我家的朋友煮炙甘草湯，因家中有洋酒，我便選同樣為穀物釀製的威士卡入藥，亦無不可。

　　其實心悸一症，屬虛證者並不常見，多為心血瘀阻，當重用丹參，以血府逐瘀湯為主方；痰濁瘀阻者，用瓜蔞薤白白酒湯加減。虛證屬心陽虛衰者，可選桂枝龍骨牡蠣湯加減。

　　李祥舒老師有一則經典的水凌上焦心悸案在1983年載於《北京中醫雜誌》。此案中患者因勞動而汗出過多，汗為心液，故損傷心陽。陽氣不能下溫腎水，腎水寒而不化，上凌於心以致心悸。患者曾經某醫院診斷為冠狀動脈供血不足，按冠心病治療半個月無效。李師取《傷寒論》之苓桂棗甘湯，僅茯苓、桂枝、大棗和炙甘草四味藥，培

土制水。水飲一去，則諸症自消。

我自從學習針灸以來，常於包中攜帶一次性毫針及聚維酮碘、棉棒，其實並非只是我，很多學過中醫針灸的人都是如此。但非醫療行業的朋友對此大為不解，一些和我關係不錯的朋友更是勸我不要給陌生人扎針，以免吃上官司。我曾經認真思考過這個問題，如果有陌生人突然倒在我的面前，而我又有足夠的救助能力，那麼我到底是救還是不救？我的答案是肯定的。

我曾在《學醫的意義》一文中得出過「當仁不讓」這個結論，我會在我可控的範圍內全力施救。教我急救的老師說：「我國心臟猝死病人的搶救成功率不足美國的十分之一。」美國由於急救知識和AED（自動體外除顫器）的普及，往往可以在黃金3分鐘內開始心肺復蘇和自動除顫，大大提高了搶救的成功率，而休克超過5分鐘，就開始了不可逆的腦損傷。

孫思邈說：「人命至貴，重於千金。」假設你的親人在外突然發病，而周圍恰好有一位掌握基本急救技能的人，你是希望他全力以赴還是袖手旁觀？我想大部分人都會選擇前者。那麼我們應該從自身做起，主動對他人伸出援助之手。與其事後內疚，不如平日裡練好功夫，讓自己問心無愧。

附：今年春節，我跟父母去看望懷柔詩詞楹聯學會的前輩魏明俊老師，魏老師送了我一本他主編的《懷沙河畔栗鄉情》，該書詳細介紹了懷柔區渤海鎮600年的板栗栽

培歷史。閱讀此書時，我不忘回想著栗子的中藥學屬性。此物味甘、性平，歸脾、腎兩經，除了健脾補腎以外，還可以活血止血，是個藥食同源的好東西。

　　回到家後，有個朋友找我看「病」，他說自己最近經常「看不見」東西，比如東西就在目之所及的地方放著，但自己經常找不到，需經旁人提醒才能發現。另外病人還心煩，胸悶，食慾不佳，燥熱難眠，小便黃，大便溏。舌紅苔黃，脈沉數，左手寸脈尤弱。我跟他說：「大過年的，我儘量不讓你吃藥。」我寫下「懷柔板栗10枚去殼、蔥葉（小蔥的綠色部分）10莖、梔子10g、淡豆豉10g、黨參30g、旋覆花10g與板栗同包煎，黃酒20ml為引。」

　　這是《輔行訣》裡的調神補心湯，其中梔子配伍香豉又是《傷寒論》裡的梔子豉湯。《傷寒來蘇集》上說：「梔子苦能泄熱，寒能勝熱，其形象心，又赤色通心，故除心煩憒憒、懊憹結痛等症。豆形象腎，制而為豉，輕浮上行，能使心腹之邪上出於口，一吐而心腹得舒，表裡之煩熱悉除矣。」黨參調補中氣，旋覆花活血通絡。

　　調神補心湯是《輔行訣》裡的五「救諸勞損病方」之一，救諸勞損病方皆為一君、二臣、四佐使，四佐使又為穀佐使、畜佐使、果佐使、菜佐使，對應《黃帝內經》的「五穀為養、五畜為益、五果為助、五菜為充」。該方梔子為君，黨參、旋覆花為臣，淡豆豉為穀，板栗為果，蔥葉為菜，必要時加畜類血肉有情之品。

　　此方已有參藥補益脾氣，再用板栗，是取其補腎強筋之效。生腎水、息心火，坎離既濟，可轉生化之機。

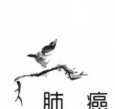

肺 癌

張某某，男，68歲。

某腫瘤醫院診斷為肺癌晚期，予以化療，但因無法耐受不良反應而中止，現於鄉下家中靜養。醫師告知其家屬，癌細胞已擴散。我見患者精神尚可，自訴易感乏力，咳嗽痰多，胸悶食少，眠尚可，便溏。舌淡紅，舌體胖大，苔白膩，脈滑。

【方藥】

白花蛇舌草30g　半夏15g　膽南星15g　蒼朮10g

白朮10g　茯苓10g　豬苓10g　黨參20g

藿香10g　陳皮6g　附子12g　炙甘草6g

7劑。

◇醫話：

　　本例病人雖為肺癌，但其根本還是脾虛生痰。筆者在本書中多次強調脾和肺的關係，讀者不可不知。

　　方中的白花蛇舌草和半夏是抗腫瘤常用藥，其中白花蛇舌草對肺癌和婦科腫瘤尤效，半夏、膽南星亦可溫化寒痰。膽南星也是腫瘤科常用藥，多用於痰核癌腫。蒼朮、

白朮、茯苓、豬苓、黨參、藿香健脾利濕，並資生化之源，以收扶正固本之效。

蒼朮、藿香辛香化濁，以期神香溫通。陳皮理氣調中，使補而不滯，且兼燥濕化痰。附子回陽救逆，補火以助半夏、膽南星溫寒。甘草調和諸藥。

縱觀全方，以健脾燥濕、溫化寒痰立法，僅用了幾味抗腫瘤藥。在現代藥理學的幫助下，我們發現一些中藥有抗腫瘤作用，適當地加到方子裡，可以提高療效，這是好事。添加這些藥物時，要考慮到它們的中醫屬性，不要與方劑的根本思路相反，更不要本末倒置，「存中藥、滅中醫」。

我曾見過一位癌症患者，篤信中醫，發現病情後一直在某知名診所服中藥治療。患者仲夏時節在家中穿著秋冬季節的衣服，自訴得病後尤其怕冷。余觀其舌苔，確實一派寒象，再看其處方，竟純是半邊蓮、白花蛇舌草、山慈菇等寒涼之品。這些藥雖有抗腫瘤作用，但寒涼傷胃，更損元陽。陽氣一衰，人就快完了。如此「中藥西用」，遠不如直接看西醫科學安全。

郝萬山教授也講過一個病例：

「當年東直門醫院有一位發熱患者，高熱不退，因為有細菌感染，所以用了很多抗生素，也用了辛涼解表、苦寒解毒的中藥，都沒有效果，後來請宋孝志老中醫會診。宋老發現患者畏寒喜溫，開了附子、乾薑、紅參……這些都是大熱的藥，在西醫和受西醫思維影響的中醫看來是在火上澆油。結果患者吃了宋老的方子後病情確實沒有

加重，燒也慢慢退了。其實這就是《傷寒論》中『病人身大熱，反欲得衣者，熱在皮膚，寒在骨髓也』的真寒假熱證，我們說透過現象看本質，那麼一味地迷信資料是不是也是一種錯呢？」

中醫治療癌症的扶正固本法和祛邪解毒法我在「扁桃體癌」一節中已有提及。其中扶正固本除了扶助正氣以外，還須注意陰陽是否偏頗。而祛邪解毒方面，屬熱毒的自然是清熱解毒，但亦有不少屬寒毒或寒濕的，再用寒涼之藥無異於殺人害命。

對於寒濕所致的腫瘤，廣州中醫藥大學的趙亮教授提出病在上焦者用小青龍湯，病在中焦者用理中湯，病在下焦者用真武湯。趙老師善用經方，我在北京中醫藥大學聽過一場他的講座，受益匪淺。

化痰軟堅是中醫治療癌症的又一大法。清代醫家高錦亭有云：「癌瘤也，五臟瘀血濁氣痰滯而成。」這位高醫師雖然名聲不著，但其傳人王旭高卻是大有名氣。中醫自古便有「頑症多痰」的說法，癌症的形成亦多與痰、血、氣的積聚鬱結有關，因此治療該類癌症患者應以化痰軟堅、活血化瘀、理氣解鬱立法。

趙軟金老師治療癌症以調神為主，多選神門、百會、四神聰、神庭、本神、神堂、神道、神闕、神封、神藏諸「神」穴，多配八會穴，即中脘、章門、膻中、膈俞、大杼、絕骨、陽陵泉、太淵。

用藥多選芳香開竅及芳香化濕之品，如麝香、安息香、龍腦香（冰片）、蘇合香、檀香、降香、丁香、沉

香、木香、藿香、茴香等。

　　要知道癌細胞之所以難以被殺滅，主要因為它可以欺騙我們的免疫機制，讓我們的免疫系統休眠、癱瘓，甚至為其提供幫助，躲避放療和化療的攻擊，而神香療法能夠讓我們的免疫系統「清醒一點」。

　　神香溫通是我非常認同的療法，不只是癌症，很多疾病包括亞健康狀態都可以神香溫通。

　　我的經驗是針刺百會、神門、三陰交，用藥時酌加蒼朮10g、厚朴10g、陳皮6g、橘皮4g、石菖蒲8g。陳皮即橘皮之陳久者，功效較陳皮為佳，但陳皮偏苦、橘皮偏辛，故余平素入煎劑多選陳皮，代茶飲多選橘皮，今令二者以3 2之比例合用。

　　癌症是毋庸置疑的頑症，除了積極治療以外，健康的生活方式也是治癌、防癌的關鍵因素，希望大家科學應對癌症。

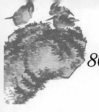

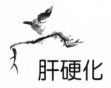

肝硬化

胡某某，女，64歲。

主訴慢性肝病，要求中藥調理。既往肝硬化腹水史，伴膽結石。刻下腹水已消，谷丙轉氨酶116U/1，谷草轉氨酶141.5U/1，時有雙下肢水腫。舌紅苔薄白，脈細。

【方藥】

女貞子12g　墨旱蓮12g　冬瓜皮15g　車前草10g

生雞內金6g

14劑。

◈醫話：

本方係保肝利膽湯加減，是我很久以前從一本名叫《老中醫臨床經驗選編》的書上摘抄下來的，具體出自何人已不可考。

原方為鮮茅根60g，雞內金6g，女貞子、墨旱蓮、柏子仁各12g，生地黃15g，冬瓜皮、陳葫蘆、車前子各9g。全方養肝滋陰、利水消腫，主要用於肝硬化腹水症。

我取女貞子、墨旱蓮滋陰養肝為君，患者雖然腹水已

消，但時有水腫，故取冬瓜皮、車前草利水消腫。車前草與車前子功效相似，而又能清熱解毒，且易於煎煮。取雞內金是因其有化石之效，以生品為佳。二診時，加蒲公英15g，再進14劑。

1個月後，其女兒微信告訴我，患者複查生化，谷丙轉氨酶已降至22.4U/1，谷草轉氨酶亦降至48.7U/1，當地主診醫師稱讚療效顯著，建議繼續予中藥治療。

我囑其女兒繼續在當地找中醫師抄方抓藥14劑，其女兒言其平日裡一個人「不好好吃飯」，擔心其營養不夠，希望我於方子酌加補益氣血之品，我回復「加山藥15g、龍眼肉10g」。

患者1個月後再次複查生化，總膽紅素上升至32.7umol/1，直接膽紅素升高至8.7umol/1，其他指標未見明顯異常。

當地醫師看了我的方子後，認為是龍眼肉導致膽紅素升高，停服中藥1週後複查，總膽紅素果然降至22.7umol/1，直接膽紅素降至5.2umol/1。

此事對我震撼頗大。龍眼肉和山藥均是藥食同源之品，記得小時候姥姥家常備桂圓（龍眼肉）等乾鮮果品招待客人，我亦常以山藥、紫薯或芋頭蒸食代餐，除了過食桂圓可能導致上火以外，此前我並不認為這兩味藥會造成什麼影響。

但本例病人患肝病日久，每日服用含有龍眼肉的湯藥，自然會導致其膽紅素升高，是以每用一味藥都須深思熟慮，不可大意。

　　肝硬化一症又稱肝硬變，可由多種疾病引起，中醫認為大抵由於情志鬱結、濕熱內蘊，以致肝失疏泄、脾失健運。

　　早期肝硬化多以疏肝理氣為主，方用逍遙散加減，若有慢性肝炎濕熱蘊蒸者，方用三仁湯加減。

　　肝硬化有腹水者，可用十棗湯攻逐水飲。十棗湯有甘遂、大戟、芫花三味峻下之藥，頗為峻猛，故須配伍大量大棗扶正補脾。

　　郝萬山教授說大棗是十棗湯中的君藥，猶如劉邦「不能將兵，而善將將」。

　　李祥舒老師審閱本章時指出，肝硬化的治療應注重恢復肝的功能、改善肝的形態，在辨證的基礎上酌加補益、通絡和軟堅藥。此外，使用十棗湯時應嚴格控制劑量，一劑不中可再服，再服不中不可再服。

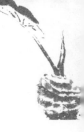

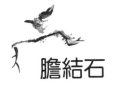

膽結石

胡某某，女，64歲。

肝硬化伴膽結石，肝硬化經治療後轉氨酶已降至正常
範圍，要求繼續服中藥溶化結石。彩超查見囊內數枚
強回聲團，較大者直徑約1.2cm。

【方藥】

柴胡10g　白芍15g　枳實10g　炙甘草10g

生雞內金10g　金錢草30g　海金藤15g　鬱金12g

14劑。

◈醫話：

膽結石又名膽石症，既可單獨出現，亦常伴肝硬化出
現。膽結石的病因與肝硬化相似，肝膽鬱結、濕熱滯結，
或二者兼而有之。

中醫治療結石的高明之處在於杜絕結石之源。石頭不
是外來的，而是內結的，不是憑空出現的，而是日積月累
的。既然是臟腑失衡導致了結石，那麼調節好了臟腑，石
頭怎麼來的就會怎麼消失。如果單純排石、碎石，甚至手
術取石，不能從根本上解決問題，假以時日，石頭就會再

結出來，甚至還會出現更為嚴重的疾病。

我這次用的是四逆散合四金湯。因膽結石多有寒熱往來、噁心嘔吐等少陽證的症狀，故可選少陽證的主方小柴胡湯加減。

但化石並非一日之功，柴胡升散，黃芩、半夏性燥，長期服用恐耗傷陰血，故以四逆散代替。

學過《傷寒論》的朋友可能要問了，四逆散是少陰證的方子，怎能代替少陽證的小柴胡湯？

我們先來看小柴胡湯的方解：柴胡透解半表之邪，黃芩清泄半裡之熱，人參、甘草、大棗益氣扶正，生薑、半夏降逆和胃。

再來看四逆散：柴胡解鬱升清，枳實行氣泄濁，甘草和中益氣，白芍和血斂陰。

其中柴胡配黃芩、柴胡配枳實，都是一升一降、一散一清，且兩個方子都有甘草居中調和、益氣扶正。

羅大倫曾對比小柴胡湯和四逆散在《傷寒論》中的方證，認為四逆散是小柴胡湯的輕劑，不無道理。

我們知道治療感冒的阿司匹林和布洛芬可以治痛經，常用於治療月經病的逍遙丸可以治抑鬱症，那麼我們在學習《傷寒論》時，同樣不能拘泥於原文。四逆散與小柴胡湯相比，雖然力道稍遜，但多了和血斂陰且柔肝止痛的白芍，自然更為合適。

或許有朋友還會問，大柴胡湯既有白芍，又有攻下的大黃，為什麼不用？

誠然，大黃、芒硝一類的攻下藥確實可用於排石，但

正是由於其清泄效果太好，滌蕩腸胃，所以不取。

　　例如本例患者，耳順之年切不可輕予大黃、芒硝之品。而且少陽病是禁用下法的，少陽是弱陽，用下法不但不能起到袪除的作用，而且只會白白地耗傷少陽的陽氣。我以四逆散合四金湯，其中雞內金已在治療肝硬化時用過，它是雞的砂囊內壁，可化滯消積。金錢草、海金藤利水通淋，尤其是金錢草，是化石之要藥。

　　四金湯原方中用的是海金沙，但海金沙需要包煎，還會影響口感，會影響病人長期服藥的依從性，故改為功效相似的海金藤。鬱金活血行氣、清熱利濕，能從根本上杜絕結石之源。

　　本例病人服藥兩週後，改用丸劑緩緩圖之。1個月後複查彩超，最大結石已化至直徑9mm，且患者此前腹部偶有痛感，服藥後未見發作。囑繼續服丸藥。

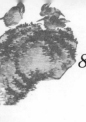
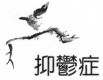

抑鬱症

趙某某，男，23歲。

情緒低落，善太息，胸悶，西醫診斷為抑鬱症。納呆，眠差。舌紅苔薄白，脈弦。

【方藥】

柴胡18g　　生龍骨20g　　生牡蠣20g　　黨參10g

茯苓10g　桂枝6g　黃芩10g　薑半夏9g

熟大黃6g　生薑6g　大棗10g　煅磁石15g

7劑。

◇醫話：

　　抑鬱症屬中醫鬱證範疇，元代的《丹溪心法》將鬱證（實證）分為氣鬱、血鬱、痰鬱、火鬱、濕鬱、食鬱，明代的《赤水玄珠》則按五臟分為心鬱、肝鬱、脾鬱、肺鬱、腎鬱。筆者認為，抑鬱一症累及多臟，以肝氣鬱結為主者，多用柴胡疏肝散加減，兼脾虛者，用逍遙散加減，化火生熱者，用丹梔逍遙散加減，肝經濕熱者，用龍膽瀉肝湯加減，氣滯血瘀者，用抵當湯加減，氣滯痰瘀者，用半夏厚朴湯加減。本例患者即是肝鬱之象，因眠差不寐，

故選柴胡加龍骨牡蠣湯。柴胡加龍骨牡蠣湯也是治療肝氣鬱結的經典方劑，原方中的鉛丹有毒，故以磁石代替。

在此多說一句逍遙散，本書多次提到這個疏肝解鬱的方子，並言若見肝鬱化火，則予丹梔逍遙散，那麼如果沒有熱象，反見舌質淡白呢？我們借鑒北京中醫藥大學陳慎吾先生的經驗，用辛溫的桂枝代替辛涼的薄荷，我稱之為調味逍遙散或溫逍遙散。

除了肝鬱實證以外，另一常見證型我稱之為心神不寧虛證，多見精神恍惚或喜怒無常，舌淡脈細，可用甘麥大棗湯養心安神（浮小麥需重用）。若肝鬱、心弱均不明顯，當細查腎氣之強弱。抑鬱症日久不癒，往往累及腎臟，此時當以調腎為主。若屬肝腎陰虛，用一貫煎加減；若屬脾腎陽虛，可用四逆湯加減。四逆散、四逆湯，雖一字之差，但功效迥異。四逆散（柴胡、黃芩、甘草、白芍）調和肝脾、透邪泄熱，四逆湯（附子、乾薑、甘草）溫中散寒、回陽救逆，初學中醫者不可混淆。

筆者治療抑鬱症時，常於方中酌加鬱金、遠志、石菖蒲、百合、知母等，兼食鬱者加焦山楂、焦神麴、焦麥芽，兼噯氣者加旋覆花、代赭石，失眠嚴重者加龍骨、牡蠣、磁石、琥珀。所以中醫治療抑鬱症，既可從根本上調節臟腑，還能很好地緩解症狀。此外，還可針刺內關、大陵、神門等穴，血瘀嚴重者可以用三棱針或1ml注射器的針頭點刺舌下絡脈放血，實證者可以點刺大椎穴5到6針後拔罐放血。透過針刺、拔罐、拿肩等方式，還可增加與患者的肢體接觸，傳播正能量，幫助患者早日走出陰霾。

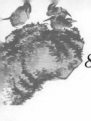

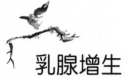

乳腺增生

賈某某，女，26歲。

主訴乳腺增生5年，平素情緒低落，悲憂善哭，月經
偶爾提前3至5天。舌淡紅苔薄白，脈弦。

【方藥】

柴胡10g　　當歸10g　　白芍10g　　白朮10g

炙甘草6g　　薄荷6g　　墨旱蓮10g　　女貞子10g

橘核10g　　丹參10g　　法半夏9g　　牡蠣20g

7劑。

◇ 醫話：

乳腺增生屬中醫乳癖範疇，多由情志所致。細心的朋
友會發現，最近幾節總是提到肝失疏泄、肝鬱氣滯這一情
志因素，這就是人們常說的「病都是從氣上來的」。除了
肝失疏泄以外，就是脾失健運、脾虛濕盛這一飲食因素。

人們說「病從口入」，我認為這個致病因素不僅是不
潔的食物，更是油膩、生冷等不適的食物，同時也包括不
當的補品。第三個因素我認為是腎失所養。雖然按照醫書
上面的說法是心失所養，但我認為腎的養護也很重要。

　　腎是先天之本，雖然不像脾這個後天之本一樣需要我們每天用水穀去滋養，但也不能隨意耗傷，最耗傷腎的行為就是熬夜。所以吃好、睡好、心情好是防病的三大必要條件。

　　那麼說回乳腺增生，乳腺增生的三大證型分別是肝鬱氣滯、痰瘀互結和衝任失調。本例病人即屬肝鬱氣滯，用逍遙散加減。其中合二至丸滋養肝腎之陰，加橘核、丹參行氣活血，橘核還可散結。半夏化痰散結，牡蠣軟堅散結。

　　若屬痰瘀互結，可用海藻散堅丸加減；若屬衝任不調，可用二仙湯加減。

　　本病可自行用手法從外向內按摩，但不要用力過猛，更不要去捏，以免對腺體和導管造成損傷。本病為良性增生性疾病，若無惡性病變，僅需定期複查，同時保持心情舒暢，不要有心理負擔。經期的脹痛是正常的，堅持治療即可，但若發現腫塊變大、變硬，須及時就醫，以免發生惡性病變。

　　我後來在弘醫堂聽裴永清老師的《詳解傷寒論及臨床應用》，裴老說此病若有瘀熱之象，合抵當湯效果更佳。我一般用抵當湯的方法為：大黃6g、水蛭6g、桃仁10g、䗪蟲10g代虻蟲，諸藥同煎，大黃無須後下。若用顆粒劑，則選酒大黃。

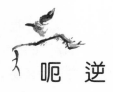

呃 逆

金某,男,23歲。

主訴易發呃逆1年餘,餐後偶有飽脹,有慢性胃炎,牙齦紅、易出血。口乾食少,眠差,疲勞。舌紅苔薄白,脈細數。

【方藥】

北沙參10g　麥冬10g　玉竹10g　生地黃15g

太子參15g　黃耆10g　白术10g　柿蒂6g

蜜枇杷葉10g　牡丹皮10g

7劑。

◇醫話:

呃逆俗稱打嗝,即氣逆上沖、喉間呃呃之意。偶爾打嗝不用在意,但如果呃逆頻發,就要引起注意了。早在《黃帝內經》中就有關於呃逆(噦)的記載,《靈樞·口問》:「穀入於胃,胃氣上注於肺,今有故寒氣與新穀氣俱還入於胃,新故相亂,真邪相攻,氣並相逆,復出於胃,故為噦,補手太陽瀉足少陰。」可見古人認為呃逆是寒氣犯胃所致,並提出了針刺之法。

寒氣犯胃確實會導致呃逆,常予丁香散加減。若是胃火上逆所致,予竹葉石膏湯加減。除了胃中寒熱,呃逆還與情志有關。情志不暢,肝氣鬱滯,則胃氣上逆、呃逆連

連，可予五磨湯加減，化火生痰者可予旋覆代赭湯加減。

上述皆為實證，呃聲多響亮有力。以下所述則為虛證，呃聲氣虛乏力。如脾胃陽虛導致的呃逆是陽氣不足、升降失常、虛氣上逆，故呃聲低弱，可予附子理中丸加減。本例患者口乾舌燥、夜寐不安、舌紅苔少、脈細而數，是陰虛諸象。胃陰不足、胃失降潤，故虛氣上逆而致呃逆，予益胃湯加減。

方中沙參、麥冬、玉竹、生地黃養陰生津、和胃止呃，加柿蒂、枇杷葉降逆下氣。其中柿蒂為治療呃逆之要藥，主方降逆之力不足時，均可於方中加入柿蒂。患者因有神疲乏力，且有胃病史，故加太子參、黃耆、白朮補氣養胃。牡丹皮既能清血分實熱，又能清陰分伏熱。此外，本方可酌加冰糖取其甘寧津還之意。此外，呃逆不止可針刺內關、足三里，擅長使用火針者還可刺合谷。

我少年時自擬過一個止嗝湯，方為柿蒂6g、陳皮6g、竹茹10g、丁香3g、旋覆花10g、代赭石15g、黨參10g、枇杷葉10g、薑半夏9g、赤茯苓10g、炙甘草3g、生薑3片，亦有丁香散、旋覆代赭湯之意。旋覆花需要包煎，但旋覆花很輕，會浮在水面上，以致有效成分難以盡得，所以施今墨先生主張代赭石與旋覆花同包煎。

我用旋覆代赭湯一般是旋覆花15g、人參5g或黨參15g、西洋參5g、生薑25g、代赭石5g、炒甘草15g、生半夏20g、大棗10g。有的醫生代赭石習慣開到15g或30g，若依仲景原意，代赭石用量宜輕，使其作用於中焦，倘若用量過重，則藥力直抵下焦。

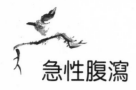

急性腹瀉

那某某，男，25歲。

腹瀉2天，每日10餘次，呈水樣，伴腹痛。自服奧美拉唑腸溶膠囊，無效，劇組醫生予甲磺酸左氧氟沙星，亦未顯效。刻下舌紅苔黃膩，脈未及。患者因工作原因，無法前往醫院檢查。余囑其買蒙脫石散1盒，急服3袋，口服補液鹽1盒，代水頻服，如無亦可用普通鹽水代替。此外停服奧美拉唑，左氧氟沙星既已開始服用，可按療程吃完。另予中藥。

【方藥】

葛根10g　黃芩10g　黃連10g　甘草3g
香薷6g　蒼朮10g　茯苓10g　木香3g
3劑。

飯前1小時服蒙脫石散，除第一次服3袋外，以後每次1袋，腹瀉止住後即停服。飯後半小時服左氧氟沙星，飯後1小時服中藥。

◆醫話：

本例病人以舌象而論，屬中焦濕熱之證，故予葛根芩

連湯。又因正值盛夏，且瀉下如水，加香薷清暑化濕。蒼朮、茯苓增強化濕之力。木香理氣以止腹痛，且與黃連相配，有香連丸之效。

中藥煎煮需要時間，故先服蒙脫石散止瀉。但長期服蒙脫石散會造成便秘，所以囑咐患者止瀉即停。患者腹瀉次數較多，予鹽水以防脫水。

此外，奧美拉唑的作用是抑制胃酸，藥不對症，不能再用。左氧氟沙星是抗生素，在沒有化驗確認為細菌感染的前提下，原則上也不能用。

但患者既已開始服用，我認為還是按療程吃完比較好，否則會產生耐藥性。

急性腹瀉多為感染性疾病，為穩妥起見，可前往醫院行腸道急診檢查。

西醫治療急性腹瀉的藥主要分為三類：

一類是以左氧氟沙星為主的抗菌藥，但在沒有確認為細菌感染的前提下，還是不用抗生素為好。鹽酸小檗鹼也屬抗菌藥，就是以前所說的黃連素，可以常備。

第二類是以蒙脫石為主的吸附藥，這類藥的止瀉效果非常好，所以現在常備蒙脫石散的人也很多，但切記不可長期服。

第三類是以雙歧桿菌乳酸菌三聯活菌膠囊（培菲康）和地衣芽孢桿菌活菌膠囊（整腸生）為主調節腸道菌群藥，培菲康需要冷藏保存，整腸生則無特殊的儲存要求，所以整腸生用得多些。

臨床上三類藥往往根據情況聯合使用。

中醫稱急性腹瀉為暴瀉，也分為三類：

第一類是寒濕困遏證，症見瀉下如水、腹痛腸鳴。本例患者雖然也有瀉下如水和腹痛，但舌苔是濕熱之象，而寒濕困遏證的舌苔應該是舌淡苔白，故以濕熱論治。寒濕困遏證應予藿香正氣散，或藿香正氣類成藥芳香化濕。

第二類是濕熱中阻證，症見便色黃褐、舌苔黃膩、脈濡數或滑數，應予葛根芩連湯，成藥可予楓蓼腸胃康顆粒。

第三類是食滯內停證，亦有腹痛腸鳴，同時伴有不欲飲食、噯腐，應予保和丸。

或許有的朋友會問，藿香正氣類成藥常用來治夏季腹瀉，怎麼又成治療寒濕的代表方了？

那麼，我要反問這些朋友，誰說夏季腹瀉不能是寒濕？夏季過食生冷瓜果，困遏脾陽，這不就形成了寒濕困遏嗎？

藿香正氣類成藥是祛濕劑，方中很多藥材都是溫性的，正是散寒化濕之效，所以我們用藿香正氣治療中暑時，只能用於陰暑，就是從一個非常熱的環境突然到了一個非常冷的環境，包括喝冷飲、吃冰棒，陰寒所傷的情況。而從一個非常冷的環境突然到了一個非常熱的環境導致的陽暑就不能用藿香正氣類成藥了。

附：我2019年在雲南出差時，劇組裡很多工作人員先後出現了不同程度的腹瀉，其中一人找我醫治時，主訴腹痛難忍，伴有腰酸，喜溫喜按，舌淡胖，自服黃連消炎

膠囊兩日，無效。此為寒濕困遏證，當予藿香正氣劑。我當時正好在看人民衛生出版社出版的《三因司天方解讀》，其中有「六己之年，歲土不及，民病飧泄……肌肉酸……主方白朮厚朴湯」。試予生白朮10g、製厚朴10g、薑半夏10g、桂心10g、廣藿香10g、青皮10g、炮薑15g、炒甘草15g，5劑。此方燥濕溫中，與藿香正氣有異曲同工之妙。然而我對運氣之學所知尚淺，以運氣方治病目前僅此一次耳。

在缺少藥物的情況下，可以施行針灸的方法止痛止瀉。如針刺天樞、氣海、足三里，如果是寒證，宜溫針灸。

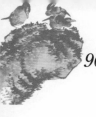

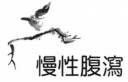

慢性腹瀉

穆某，男，25歲。

主訴溏泄6年，食油膩後尤甚。餐後飽脹，腰酸。舌淡苔白，脈沉細。

【方藥】

黨參15g　茯苓12g　白朮10g　炙甘草10g

山藥10g　蓮子肉10g　扁豆10g　薏苡仁10g

砂仁6g　補骨脂10g　肉豆蔻10g　吳茱萸10g

五味子6g　大棗10g

7劑。

◇醫話：

　　中醫稱慢性腹瀉為久泄，多由脾虛濕盛所致。飲食不節導致脾胃受損，脾虛濕盛而致運化無權，故見久泄，予參苓白朮散加減。本例患者兼有腰酸脈沉，是為脾虛日久、傷及腎陽，合四神丸溫腎健脾。

　　參苓白朮散一方在本書提及較少，但臨證時無論作為方劑還是成藥，都很常用。作為補氣劑，它的特點是健脾滲濕，其餘補氣劑如四君子湯是補氣的基礎方，補中益氣湯的特點是升舉清陽（升麻、柴胡），生脈散是氣陰雙補

（麥冬）。方中黨參、茯苓、白朮、甘草就是四君子湯，共為君藥，山藥、蓮子肉、扁豆、薏苡仁共為臣藥，砂仁芳香醒脾為佐。

還有一味使藥桔梗，我以前一直想不明白健脾的方子裡為什麼要用宣肺的藥，直到某天翻看中醫基礎理論的教材，看到「肺又主肅降，通調水道」這九個字時，恍然大悟。參苓白朮散是健脾滲濕劑，桔梗雖然性主升浮，但宣通肺氣，肺主肅降、通利水道，不也相當於桔梗作為使藥打開一條通路嗎？所以清代醫家馮楚瞻說：「（桔梗）通天氣於地道，而無痞塞之憂也。」

但本例患者濕邪不盛，所以不用桔梗。有的病人大便初硬後溏，這也是中陽不足所致。

中醫內科學的教材上還記錄了一種久泄的證型，是為肝氣犯脾。脾之健運與肝的正常疏泄密不可分，易怒緊張導致的肝鬱不舒會影響到脾的運化功能，這就叫木鬱剋土。這種腹瀉與情緒有關，每當情緒波動之時，腹痛欲瀉，瀉後痛緩，偶有矢氣、噯氣、胸悶食少、脈弦等，治療用瀉肝補脾的痛瀉要方加減。

祝諶予先生在他的《祝諶予經驗集》中增加了一種慢性腹瀉的證型，叫寒熱凝結，即脾胃升降失常，寒熱同時凝結於中焦，症見口乾口苦喜冷，但進食生冷又腹痛腹瀉，故應寒熱平調、辛開苦降，予半夏瀉心湯。

祝諶予先生認為，久泄嚴重者，應肝、脾、腎同治。他將健脾滲濕的參苓白朮散、藿香正氣散，溫腎健脾的四神丸、甘薑苓朮湯和瀉肝補脾的痛瀉要方合五為一，化裁

為一方，余以為甚妙，抄錄如下：

蒼朮、白朮各10g，茯苓10g，炙甘草6g，炒山藥10g，薏苡仁30g，蘇梗、藿梗各10g，白芷10g，陳皮10g，芡實10g，補骨脂10g，肉豆蔻10g，吳茱萸3g，五味子10g，乾薑10g，白芍10g，防風10g。

方中蒼朮、白朮、茯苓、甘草、山藥、薏苡仁、蘇梗、藿梗、白芷、陳皮、芡實健脾滲濕，四神丸、甘薑苓朮湯溫腎散寒，白朮、白芍、陳皮、防風疏肝理氣。藿梗一般藥房不備，個人認為可直接用藿香代替。

既然上面提到了半夏瀉心湯，我們再來說說《傷寒論》裡的「治利四法」。半夏瀉心湯、生薑瀉心湯、甘草瀉心湯透過調理升降治療腹瀉，所以叫變理升降法；理中湯包括附子理中湯是溫中補虛法；赤石脂餘糧湯是澀腸固脫法；五苓散是「利小便、實大便」法，治療水走後陰造成的腹瀉。

這四種方法可以與我上面提到的四種證型參照補充。中醫治療腹瀉之法雖多，但切不可亂用，否則即使是理中湯這樣的方子也會造成「利益甚」。

有個杭州的醫生朋友說自己很小的時候有一次腹瀉不止，醫院一邊給輸鹽水，一邊讓吃蒙脫石散。其實蒙脫石散就相當於是《傷寒論》裡的赤石脂禹餘糧湯，是澀腸固脫的，可人還是腹瀉不止，眼看就快不行了，這時候有個中醫大夫說趕緊用車前子煮水喝。這是利小便實大便法，如此才把腹瀉止住，把人給救了回來。

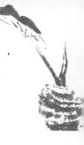

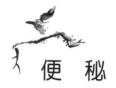

便 秘

陳某某，女，40歲。

便秘3年餘，排便困難，不吃酵素無法排便。易怒，月經量少。舌淡黯苔薄白，舌體胖大有齒痕，舌下瘀。刻下距末次月經25天。

【方藥】

當歸9g　白芍48g　川芎24g　茯苓12g

白朮12g　澤瀉24g　火麻仁15g　鬱李仁9g

生何首烏15g　製何首烏15g

3劑。

◈醫話：

便秘看似小病，但我接觸過的幾位嚴重便秘患者病情都綿延數年，久治不癒，可謂苦不堪言。

中醫治療便秘，絕非簡單地使用瀉下藥，古代醫家已將便秘分為風秘、熱秘、虛秘、氣秘、濕秘等，那麼我也按照這個分類來論述。

熱秘一般是腸胃積熱，這個最好理解，可以用《傷寒論》中的麻子仁丸治療。《傷寒論》第247條：「趺陽脈浮

而澀，浮則胃氣強，澀則小便數，浮澀相搏，大便則硬，其脾為約，麻子仁丸主之。」趺陽脈是腳上的脈，我們一般切的脈叫寸口脈，還有一處在脖子上，叫人迎脈。脾約就是便秘的意思。

麻子仁丸的實質是「二仁一芍小承氣」，小承氣湯在《傷寒論》三個承氣湯中通便的效果最好。

有熱秘自然也有冷秘，即脾腎陽虛證。脾陽要依靠腎陽的溫養才能正常地發揮運化作用，腎陽不足，陰寒內生，故脾虛不運，可用濟川煎加減。

冷秘即是陽虛秘，與氣虛秘、陰血虛秘共為虛秘。氣虛秘是指脾氣不足，傳導無力，以致糟粕內停，可用黃耆湯加減。

另據丁氏痔科驗方，可以用鐵棍山藥一根，去皮、打碎，加水煎煮，待涼後飲。丁氏第八代傳人丁澤民教授是南京中醫藥大學終身教授，新中國中醫肛腸科創始人之一。

陰血虛秘即陰血虧虛，津不潤腸。《難經》有云：「氣主煦之，血主濡之。」濡，是潤澤的意思，故可用潤腸丸加減。這裡的潤腸丸指的是《沈氏尊生書》裡的潤腸丸，即生地黃30g、當歸20g、麻仁10g、桃仁10g、枳殼5g。這類病人還可以用蜜煎方外用，蜜煎方出自《傷寒論》，其實就是蜂蜜栓。

很多患者習慣用開塞露，開塞露對緩解症狀確實有效，但沒有治療的作用，而使用蜜煎方治療便秘，尤其是津不潤腸導致的便秘是可以治本的。

　　氣秘指氣鬱秘，肝失疏泄，導致氣機鬱滯、通降失常，可用六磨湯加減。

　　我知道六磨湯這個方子是因為很久以前有一位產科醫師問過我剖宮產術後病人是否可以服用四磨湯，剖宮產術後病人排氣以後才能進食，所以病人詢問是否可以服用四磨湯促進排氣。

　　四磨湯成藥的說明書上寫著孕婦禁用，但不知道哺乳期婦女能不能用，科室裡都是西醫，以前沒開過這個藥，所以也不確定。這位醫師與我關係甚好，後來私下問我，我查閱資料，見四磨湯雖有人參益氣扶正為佐，但終究是破氣之峻劑，不利於婦女產後虛弱之體，不宜予成藥，但是可以請中醫科醫師加減處方。後來看到一篇文章，廣東針灸名家伍天民老師隔蔥鹽灸天樞、上巨虛治療腹部術後腹脹（須避開切口），或可用此法。而四磨湯（烏藥、沉香、檳榔、人參）去人參，加枳實、木香，就是五磨湯，再加大黃（瀉下）就是六磨湯。

　　這位醫師當時還問了我一個問題：「如何治療未足月孕婦的痔瘡？」痔瘡易發生在孕婦身上，常用的藥物是馬應龍麝香痔瘡膏。眾所周知的是，麝香容易導致孕婦流產，所以她只敢給足月的孕婦開麝香痔瘡膏，未足月的孕婦便無藥可用。為此我查閱書籍，看到廣東中醫學院1971年編著的《中醫學新編》中記載了一個用黃柏和甘草煎水坐浴的方法。

　　有氣鬱秘應該也有血鬱秘，祝諶予先生在他的著作中提出這一證型，他認為血鬱秘症見排便困難、腹痛、小

便不利，或有水腫。舌淡黯，脈弦。血鬱秘多見於腹部手術後腸沾黏或不完全腸梗阻，治宜疏肝健脾、養血通便，用當歸芍藥散加減（*此前提到的剖宮產術後病人或許亦可用*）。本例病人方用當歸芍藥散，不僅因為舌淡黯，更因其月經量少、舌體胖大有齒痕。

當歸芍藥散除了治療「婦人腹中諸疾痛」以外，也是調經的好方子，日本很早就根據仲景原方製出成藥，用治痛經和月經不調，現在美國也製出了，但我國尚無此方成藥。方中除了當歸、白芍、川芎養血活血，另有白朮、茯苓、澤瀉健脾滲濕。此外加入火麻仁、鬱李仁潤下通便，何首烏生用潤腸，製用助當歸、白芍養肝血（*肝藏血*）。

附：當歸芍藥散中白芍用量獨重，若作湯劑，當歸為9g，白芍按比例應是48g，遠超教材及藥典規定用量，恐引起腹瀉等不適。

我的建議是當歸6g、白朮8g、茯苓8g、白芍（酒炒）18g、川芎12g、澤瀉12g，或直接按當今習慣用酒當歸12g、生白朮10g、茯苓12g、酒白芍15g、川芎10g、澤瀉10g，酌加丹參、黨參、扁豆、鬱金或虎杖。

我有一段時間獨愛經方，並且認為經方應該按照原劑量、原比例使用，現在想來一味固守大是有違先師本意。《傷寒論》原文：「觀其脈證，知犯何逆，隨證治之。」仲景先師尚且有加葛根、加附子、重用芍藥等變化，後世傳人當學仲景之意，而非守仲景之方。

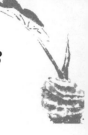

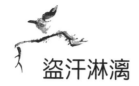

盜汗淋漓

陳某，男，30歲。

主訴盜汗淋漓，燥熱心煩，小便黃，脈數，舌紅苔薄。

【方藥】

當歸10g　生地黃10g　熟地黃10g　黃芩10g

黃柏10g　黃連10g　黃耆20g　麻黃根10g

浮小麥30g

7劑。

◆ 醫話：

　　盜汗淋漓指的是盜汗嚴重，大汗淋漓，有的濕透衣服，有的濕透床品。可能有人覺得濕透床品說得誇張，我第一次聽到有人盜汗盜得床都濕了也覺得有些不可思議，但見的病人多了，發現這不是個案。

　　中醫歷來十分重視「汗」，大家都知道中醫看病的四大法寶是「望聞問切」，關於這「問」診，明代醫學家張景岳曾作《十問歌》，第一句就是「一問寒熱二問汗」。根據出汗的時間不同，異常出汗分自汗和盜汗，醒著的時

候出汗叫自汗，睡著的時候出汗叫盜汗。自汗多是陽氣虛弱，不能固攝，以致津液外泄。而盜汗則多是陰氣虛弱，不能固攝。

但有一種盜汗以冷汗為主，伴手腳冰涼或四肢不溫，這種也是陽虛，故而判斷陰虛還是陽虛不能單純以自汗和盜汗決定，須參考其他症狀、舌脈等。

本例患者是典型的陰虛火旺證，治宜滋陰瀉火、固表止汗，予當歸六黃湯。

當歸六黃湯出自《蘭室秘藏》，顧名思義，就是當歸加上生熟地黃和黃芩、黃連、黃柏三黃。

其中當歸養血潤燥，生熟地黃滋補腎陰、以陰制火，三黃分清上、中、下三焦之火，黃耆益氣固表。因患者盜汗嚴重，故加麻黃根和浮小麥以強固表止汗之效。應用當歸六黃湯時，如患者純虛無火，應去苦寒之三黃，改用玄參、麥冬等養陰增液。

患者1週後病情大有好轉，去黃芩、黃柏，加牡蠣、白朮，再予7劑收尾。

黃耆、白朮如果再加防風就是玉屏風散，玉屏風散同為固表止汗劑，主要用於氣虛多汗。

根據鄧鐵濤教授的經驗，用玉屏風散治療汗證時，比例應為防風：黃耆：白朮＝1：4：5。此前已經說過可以用它治療皮膚過敏和預防感冒，但已經感冒者須加減使用，該方加辛夷和蒼耳子還可治鼻炎。

後來我在某微信公眾平臺上看過一則平頂山中醫醫院的醫案，患者盜汗1年餘，晨起枕面濕透，曾予玉屏風散

合煅龍骨、煅牡蠣、浮小麥近1個月，黃耆重用至50g未顯效。該院醫師以六經辨證，辨為太陽表證，且脈沉（微弱），是桂枝二越婢一湯證，予該劑微微發汗，使其解表而不傷津，最終3劑而癒。

還有一種盜汗集中在陰囊，這個叫陰汗，多為濕熱下注，但也有例外。

王琦教授曾用血府逐瘀湯加減治陰汗一則，並言肝脈不暢，血瘀水停，鬱而化熱，熱迫汗出，則見陰汗者有之。這就是肝鬱血瘀證了。

傳統醫學博大精深，絕不可只因一個症狀就給出絕對的判斷。

附：曾治一盜汗者，伴咳嗽遷延兩個月，晝輕夜重，舌紅苔少，脈細。予柴胡12g、醋鱉甲20g、地骨皮30g、鹽知母20g、烏梅10g、青蒿10g，7劑。此為柴胡鱉甲湯方，1週後隨訪，諸症悉減。

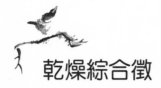

乾燥綜合徵

周某某，男，25歲。

主訴來北京後自覺皮膚乾燥伴癢，2015年曾患面部皮炎，外用艾洛鬆緩解，癒後多次復發。平素口乾喜飲，舌淡紅，舌體胖大有齒痕，苔白膩有裂紋。

【方藥】

北沙參15g　麥冬15g　玉竹15g　天花粉15g

炒白扁豆30g　生甘草9g　當歸9g

5劑。

◆醫話：

乾燥綜合徵應屬中醫燥證範疇，燥和風、寒、暑、濕、火並稱六淫，它們是氣候特徵，也是中醫認為的致病因素。皮膚乾、口乾都是燥的表象，進而還會發生咽乾、唇乾，甚至爪甲不榮等症狀。既然有燥邪，那我們就來滋陰潤燥。

治療乾燥綜合徵常用的方子是滋燥養榮湯：酒當歸12g，生地黃、熟地黃、炒白芍、酒黃芩、秦艽各6g，防

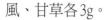

風、甘草各3g。

　　肺為嬌臟，燥邪往往首先侵襲肺臟，所以用生地黃、熟地黃補腎水而清肺金，黃芩瀉肺熱。肺主皮毛，肺金清潤，皮膚就可以得到滋潤。當歸合芍藥養血潤燥，還能配合生地黃、熟地黃滋養陰血。秦艽活血養筋，甘草調和諸藥。

　　大家可以發現，這個方子防風用得很少，因為防風在這個方子裡是作為使藥的，取其發散之效，使諸藥能夠充分達表潤燥。

　　治療本例患者時，我沒有選擇滋燥養榮湯，而是用了沙參麥冬飲。沙參麥冬飲是吳鞠通《溫病條辨》裡的方子，清肺養胃、生津潤燥。方中沙參、麥冬清養肺胃，其中北沙參滋陰之力強於南沙參；玉竹、天花粉生津解渴。天花粉生津的效果非常好，治療咳嗽時，患者如果有口乾的症狀，我都會加上這味天花粉。此方重用扁豆、甘草，是取其益氣培中之效。

　　患者舌胖苔膩，是脾虛之象。尤其重用扁豆，因其可健脾化濕，同時克制滋陰藥的甘寒滋膩。

　　吳鞠通的沙參麥冬飲中還有一味桑葉，可清宣燥熱，但患者並無熱象，故舍去不用。患者偶有風癢，歷來「治風先治血，血行風自滅」，所以加了一味養血活血的當歸，這也是滋燥養榮湯裡有當歸、白芍、熟地黃這些養血藥的原因。我另治過一位患者，舌苔黃乾，屬濕熱內蘊證，予葛根芩連湯加減。

　　我常用的止癢藥是苦參和地膚子，但苦參大苦大寒，

是四大苦藥之一，我輕易不給別人用，或用到丸藥裡。本例病人不在發作期，無需加止癢藥，所以我只用了治血的當歸。治療皮膚瘙癢我常用的方劑是消風散，此方配伍嚴謹，非常值得學習。

很多書上在講方劑配伍時都以麻黃湯為例，但我愛舉消風散的例子：方中荊芥、防風、牛蒡、蟬蛻疏風透邪為君；苦參清熱燥濕，蒼朮芳香化濕，木通利水滲濕，石膏、知母清熱瀉火，俱為臣藥；濕熱浸淫，易傷陰血，故有生地黃、當歸、胡麻養血活血、滋陰潤燥為佐；甘草解毒和中、調和諸藥為使。

我應用消風散時常於方中加紫草、金銀花、連翹以加強清熱之效，加地膚子以加強止癢之效。其中石膏煎藥時須先下，偶爾以梔子代替。

我曾用消風散給一位同仁治皮膚瘙癢，7劑後患者回饋皮膚瘙癢明顯好轉，但雙下肢出現水腫，不知是否與服藥有關。

消風散裡的木通（一般用6g）用的多是關木通，曾有報導稱大劑量使用關木通（60g）會導致急性腎功能衰竭，所以此後我常以地膚子或澤瀉代替。

胡麻就是黑芝麻，不屬常用藥材，有的醫院不備，可用養陰的麥冬代替。

消風散的精髓在於解表、清熱、祛濕三藥同用，同時兼顧陰血。所以按照這個思路，消風散不僅可以治療皮膚病，還可以選擇其他藥物治療外感病。即使這個方子看起來面目全非，但核心還是消風散的思路。

　　此外，我們現在說的消風散一般是指明代陳實功《外科正宗》上的方子，其實早在宋代的《太平惠民和劑局方》上就出現過這個名字。

　　我曾治過一個濕重於熱的皮膚瘙癢症患者，兼有頭痛，用局方消風散：荊芥穗10g、防風10g、羌活10g、蟬蛻10g、廣藿香10g、茯苓10g、川芎10g、炒僵蠶10g、黨參10g、炒甘草10g、製厚朴6g、蒸陳皮6g，效果亦佳。

　　附：我有一次治一過敏性紫癜患者，組方亦參考消風散思路。防風9g、蟬蛻6g、黃柏12g、連翹15g、蒼朮9g、薏苡仁30g、槐角9g、牛膝12g、太子參30g、當歸12g、墨旱蓮12g、五味子6g、烏梅12g。

　　此方既有消風散思路，防風、蟬蛻、五味子、烏梅，散與收之間又有過敏煎思路；黃柏、蒼朮、薏苡仁、牛膝是四妙丸，以針對過敏性紫癜濕熱下注之病機。

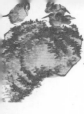
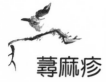

蕁麻疹

湯某某，男，26歲。

主訴皮膚瘙癢月餘，曾自服抗組胺藥，又於某院中醫科就診，診斷為蕁麻疹（血虛風燥證），予當歸飲子合八味消風飲（生地黃、連翹、紅花、桃仁、白鮮皮、地膚子、僵蠶、蟬蛻）加減，並配合針灸，服藥時症狀緩解，停藥後即復發，嚴重時夜不能寐，疲勞，風團色淡紅，皮膚劃痕呈陽性。舌淡苔薄白，舌體胖大有齒痕，脈弦緩。

【方藥】

生黃耆30g　當歸15g　酒白芍15g　製黃精30g

荊芥15g　白鮮皮15g　麩炒枳殼15g　蛇床子15g

梔子10g

5劑。

◆醫話：

　　中醫稱蕁麻疹為癮疹。西醫認為，蕁麻疹是具有劇烈瘙癢的一過性水腫性風團的皮膚黏膜過敏性疾病，是患者對某些食物、藥物、吸入物及感染等產生的變態反應所

致，多予抗組胺藥。

　　西醫對蕁麻疹病因的分析主要依靠過敏原檢測，但有相當一部分患者檢測不到過敏原，只能解釋為假陰性，同樣予以抗組胺藥相試。中醫對蕁麻疹的分型甚多，筆者經過整理，主要總結為風寒束表、風熱犯表、脾虛濕熱、血虛風燥四種證型。

　　風寒束表者風團色淡微紅，以暴露部位為重，感風著涼則甚，得熱則減。舌淡苔薄白，脈浮緊。可視情況予麻黃湯、桂枝湯、桂枝麻黃各半湯或荊防敗毒散等辛溫解表劑加減。

　　需要注意的是，趙炳南先生的荊防方雖然也以荊芥和防風二藥命名，但卻不是治風寒的，防風通聖散亦然，故初學中醫者不可因名選藥、因名選方。

　　風熱犯表者風團色鮮紅，遇熱則甚，得涼則減。舌紅苔黃，脈浮數。治療時多予消風散加減。

　　脾虛濕熱者風團色紅，舌紅苔膩或黃膩，脈滑或滑數，筆者多選趙炳南先生的多皮飲加減，用之甚效。

　　方為：地骨皮9g、五加皮9g、桑白皮15g、薑皮6g、大腹皮9g、白鮮皮15g、牡丹皮9g、茯苓皮15g、冬瓜皮15g、扁豆衣15g、木槿皮9g。

　　本方是趙炳南先生根據明代王肯堂《六科證治準繩》中的五皮飲加味而得。王肯堂這個人也很有意思，他和他的父親、祖父都是進士，他的祖父王皋任過知府，遷山東按察副使，他的父親王樵任過右都御史。其中知府相當於現在地級市的市委書記兼市長，是從四品，按察司是地方

監察機關，也可以理解為司法機關，副使是正四品。右都御史是督察院長官，是正二品。都察院是中央監察機關，明太祖廢除宰相後，都察院和六部一樣直接對皇帝負責。王肯堂出身書香門第，為官宦之後，用現在的話說就是官三代。他因母病而志於醫，後其妹病重瀕死，但經王肯堂救治後竟痊癒，於是找王肯堂延診求方的人越來越多，其父王樵認為從醫是「不務正業」，下令禁止。後來王肯堂做翰林檢討時（相當於在國史館工作，是從七品），因上書抗倭主戰，以「浮躁」降罪，遂稱病辭歸，重研醫理。

王肯堂最後做官做到福建參政，參政屬布政司，與按察司、都指揮司合稱三司，是地方行政機關，參政一職為從三品。

醫學方面他不但精研傷寒，更與來華傳教士利瑪竇相交，融合西方解剖學，對外科和眼科的發展做出了極大貢獻。王肯堂興趣廣泛，所學甚雜，他和董其昌以書畫相交，書法深入晉人堂室，他還研究過曆算和佛學，這些對他豐富知識結構、開展醫學研究十分有益。

歷史上很多名醫都不是專職醫師，再如後來的傅山，是著名的思想家，梁啟超稱其與顧炎武、黃宗羲、王夫之、李顒、顏元五人是清初六大師。他對書法、繪畫、武學、宗教、商學、飲食等均有研究，他最有名的醫學著作《傅青主女科》至今仍然受到醫家們的廣泛重視。

傅山的故事要說又要寫很多，咱們還是繼續說蕁麻疹吧。趙炳南先生將五皮飲（桑白皮、地骨皮、生薑皮、大腹皮、五加皮）中的生薑皮改為乾薑皮，取其辛溫和胃

（但很多藥房不分生薑皮和乾薑皮，只有薑皮），另加白鮮皮、粉丹皮、赤苓皮、冬瓜皮、扁豆皮、川槿皮。其中茯苓皮、冬瓜皮、扁豆衣、大腹皮健脾利濕，白鮮皮、木槿皮祛風止癢，粉丹皮涼血活血，地骨皮、桑白皮泄肺而清皮毛。

蕁麻疹還有一種證型是血虛風燥，風團色淡紅，午後或入夜加重，皮膚劃痕呈陽性。舌淡紅少苔，脈沉細。

本例患者風團淡紅，入夜加重，皮膚劃痕呈陽性，舌淡苔薄，脈緩，確實是血虛風燥證，但細查其脈，右關尤弱，結合舌象和疲勞的症狀，可知脾虛尤在血虛之上，應於方中酌加補氣之品，如合四君子湯。

我當時正好在網上看到安徽名老中醫張顯臣的頑癢湯，覺得藥證相符，便拿來一用。

原方為：生黃耆20g（經久不癒者可加至40～60g）、黃精30g、當歸20g、酒白芍15g、荊芥15g、白鮮皮15g、麩炒枳殼25g、蛇床子15g。值得一提的是，黃精歸肺、脾、腎三經，滋陰潤肺、補脾益腎；蛇床子溫腎燥濕，既可內服，又能外用，沈紹功先生的師父葉心清先生就喜歡用蛇床子配地膚子、蒼耳子三子止癢。

當時我不知道枳殼為什麼重用至25g，所以減為15g，後來看到《中國中醫藥報》上的一篇文章，作者用桂枝湯加減治療頑固性皮膚瘙癢症，也用了枳殼，他說枳殼據古籍記載有祛風止癢之效。我查閱資料，確實看到如《藥性論》中說：「（枳殼）治遍身風疹，肌中如麻豆惡癢。」患者因有熱象，故加梔子清熱瀉火。

　　相信大家經常遇到服藥有緩解、停藥即復發的患者，筆者認為多是方不對證，方中只有治標的藥起了作用，沒從根本上解決問題，或是方中只有一兩味藥對證，效力不夠。我初學中醫之時，喜歡從期刊和經驗集類的書上摘抄專病專方，這類方子雖然有效，但往往收效甚慢，因為在組方時要考慮到這種病症的各種證型，每種證型的藥都要用一些，所以宏而不專。很多不懂中醫的朋友總會問「有沒有某某病的秘方？」其實中醫哪有什麼秘方，就是辨證（體）加辨病，其中辨證為主，辨病為輔。中醫可以不會辨病，但是一定要會辨證。

　　此外，治療慢性病人一定要做收尾工作，很多病人認為病好了就可以不遵醫囑、不去複診，這是不對的。本例病人服完5劑後基本痊癒，余少予參苓白朮散5劑收尾以防復發。

　　很多傳統療法對蕁麻疹也很有效，我常針刺曲池、合谷、風市、血海、百蟲窩、足三里、三陰交，委中放血，耳尖放血；亦常在神闕拔罐，留罐3分鐘，反覆3次；亦可選荊芥、苦參、白鮮皮、地膚子、蛇床子等煎水藥浴。

　　廣東中醫學院1971年編著的《中醫學新編》中提到反覆發作的蕁麻疹可能與腸道寄生蟲有關，可在辨證的基礎上加入使君子、檳榔等驅蟲藥。廣安門醫院莊國康教授善用磁石、代赭石、龍骨、牡蠣等重潛藥，是一大特色。我還讀過廣東名醫歐陽衛權主任用六經辨證治療蕁麻疹的文章，當傳統分型不足以應對患者複雜的病機時，從六經、衛氣營血論治，都不失為新的思路。

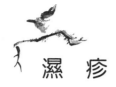

濕 疹

袁某某，男，21歲。

主訴陰囊濕疹2個月，在象山旅遊時陰囊及陰莖夜間瘙癢劇烈，於某三甲醫院皮膚科就診，予艾洛松（外用）、枸地氯雷他定、美能。因瘙癢劇烈而抓破陰囊，造成皮膚感染，行動不便，經人介紹改於另一家三甲醫院皮膚科專家處就診，予葡萄糖酸鈣合0.9％氯化鈉（靜推）、地塞米松合呋鋅油（外用）、諾思達、膚癢、諾邦等。治療時有效，但停藥後多次復發。自服防風通聖丸、龍膽瀉肝丸、當歸苦參丸等中成藥，亦有緩解，擬求中醫治療。刻下陰囊皮膚潮紅伴癢，輕度腫脹。舌紅苔黃稍膩，脈滑。

【方藥】

全蠍6g　皂莢6g　皂角刺12g　黃柏9g　枳殼9g

苦參6g　白鮮皮15g　威靈仙12g　槐花15g

製遠志9g　石菖蒲6g　合歡皮15g　馬齒莧30g

7劑。

◎醫話：

濕疹中醫稱濕瘡，多因久居濕地，或過食生冷甜膩，

濕邪內生所致。皮損可為紅斑、滲液、結痂及脫屑等。中醫主要將濕疹分為濕熱浸淫、脾虛濕蘊和血虛風燥三種證型，基本對應西醫的急性濕疹、亞急性濕疹和慢性濕疹。濕熱浸淫型多予龍膽瀉肝湯，脾虛濕蘊型多予除濕胃苓湯，血虛風燥型多予當歸飲子。

　　本例病人雖非急性期，但舌脈仍是濕熱浸淫之象，用龍膽瀉肝丸是對證的。我用龍膽瀉肝湯一般是龍膽草6g、梔子18g、生地黃15g、柴胡3g、黃芩12g、木通5g、甘草5g、當歸6g、鹽車前子12g、澤瀉9g，但患者曾自服龍膽瀉肝丸一盒，可能是劑量不夠的原因，並未治癒，再予龍膽瀉肝丸或龍膽瀉肝湯加減，只怕患者對藥物信心不足，影響療效，索性棄之不用，改予趙炳南先生的全蟲方加減，並針刺曲池、陰陵泉。

　　全蟲方為：全蟲6g、皂角刺12g、皂莢6g、炒蒺藜15g、槐花15g、威靈仙12g、苦參6g、白鮮皮15g、黃柏15g，功效息風止癢、除濕解毒，主治慢性濕疹、慢性陰囊濕疹、神經性皮炎、結節性癢疹等慢性頑固瘙癢性皮膚病。趙老常於方中加入枳殼9g，行氣以清結熱。此方雖然不是經方，但用藥精準，組方嚴謹，當代醫家多有推崇。

　　劉方柏老師曾說：「不予頓挫，癢焉能止？」對於反覆發作之症，常規方法往往難以奏效，還有可能延誤病機，這就需要醫生直投藥猛效高之劑。

　　全蟲方還有個加減方，我有個朋友是舞蹈老師，每發風疹於運動後，我的另一位醫生朋友辨證為表鬱輕證，予桂枝麻黃各半湯（桂枝8g、白芍5g、生薑5g、炙甘草

5g、麻黃5g、大棗8g、杏仁8g、蟬蛻6g、浮萍10g），可能由於藥量較少，未顯效。我改予趙老師的加減全蟲方（主汗出當風，風邪客於肌表。全蟲9g、生地黃15g、當歸12g、赤芍9g、白鮮皮15g、蛇床子9g、浮萍6g、厚朴9g、陳皮6g、炙甘草9g）活血散風，效果顯著。

許多止癢方加入全蠍後效如桴鼓，推敲原因，大抵是其平肝息風之故。止癢方多以疏散外風為主，配伍清熱、祛濕、滋陰、養血之品，而熱極風動，陰虛亦可生風，若不配伍平息內風之品，效果總是差強人意。

全蠍有毒不宜久服，可用僵蠶、地龍或刺蒺藜代替，也有醫生用烏梢蛇代替。

本例病人病程較長，且部位敏感，頗為痛苦，再加上多方求醫無效，難免影響情志，而情志又能反作用於病情，為避免惡性循環，故在全蟲方的基礎上加入遠志、石菖蒲和合歡皮安神寧神。

我很小的時候聽過一位名老中醫的講座，具體是哪位如今已經記不得了，他說他以前專攻內科，某天有位牛皮癬的患者來求診，他說自己不擅長治皮膚病，請那位患者另尋高明，但患者說自己慕名而來，還望先生勉力一試。於是他開了一些常用的治療皮膚病的藥，並加入大量養心安神、疏肝解鬱之品，三診下來居然把皮科頑症牛皮癬治得很好，由此可知「暢情志」對治療皮膚病的重要性。

遠志、石菖蒲配合歡皮是李元文教授的加味開心散，對皮膚病和性病伴心理障礙的患者，李教授都會於方中酌加。寧波第二醫院皮膚科的韓寶康大夫是西醫，他不能開

遠志、合歡皮這些中草藥，但他也意識到心情對皮膚病的影響，所以他常配上烏靈膠囊這個治失眠的中成藥。馬齒莧清熱解毒、涼血止血，治療濕疹時既可內服，又能外敷。我囑患者煎藥時留存適量藥液，待涼後用紗布蘸取，頻敷患處（嚴禁熱敷）。後來患者告知無法長時間敷藥，我便讓他買中成藥爐甘石洗劑代替。爐甘石藥力平和、刺激性小，能解毒斂瘡，其中火煅後用三黃湯（大黃、黃連、黃柏）淬的製爐甘石外用治療濕疹最好，但一般的爐甘石炮製做不到這種程度。由於爐甘石末不溶於水，所以使用爐甘石洗劑時應先搖勻，然後用棉棒蘸取用於患處。陰囊皮膚薄嫩，用藥極需謹慎。

另據網路資料和河南科學技術出版社 2007 年出版的《王琦男科學》補充兩種陰囊濕疹的證型。一種是風熱外襲證，風熱鬱於肌表，血脈壅滯，故陰囊乾癢、皮膚灼熱，舌紅苔薄黃，脈弦數（風熱襲肝），可予銀翹散，乾燥嚴重者日常清潔後可抹大寶SOD蜜保濕，以免因乾癢撓破皮膚。

另一種是陽虛風乘證，腎陽不能溫煦，風濕搏結，故陰囊濕冷、汗出瘙癢，舌淡胖，脈沉細，可予腎氣丸。

中醫治療濕疹之方甚多，醫師多據病程及患者實際情況加減處方，如裴永清教授常以薏苡竹葉散加蒼朮、防風治療濕疹，因蒼朮、防風等健脾祛濕之藥多具風性，以風能散濕、風能祛濕、風能勝濕耳。余求學時亦曾患此症，醫生除予抗組胺藥外，另予激素、抗生素等藥，但經久不癒，無奈之下自擬一中藥方，大抵有龍膽草、白蔻仁、薏

苡仁、蟬蛻、野菊花、竹葉、枳殼、赤芍、牛膝（發於下肢），隨症加減，共服15劑，並以米糠油泡紫草外用，竟獲良效，從而也堅定了我鑽研中醫的想法。

紫草外用治療濕疹的效果也很好，內服亦可，但用量不宜過大，以免造成瀉下。紫草外用的方法很多，還可以用香油炸。我那時住在寢室，不能用火，所以只能油浸，而選用米糠油是因為印象中某位名老中醫說過米糠油治濕疹這個偏方。有一年過生日的時候有位朋友送了兩盒自製的紫草膏給我，她參考手工皂的做法，把紫草泡在橄欖油裡，放在有陽光的地方曬一年，然後兌入熱蠟調製成膏，氣味芳香，效果也很好。

本例病人治療五天後即回饋療效甚佳，我改全蠍為刺蒺藜、僵蠶各10g，又加蛇蛻3g，再服1週，後又以桂枝湯加減調和營衛收尾。

桂枝湯治皮膚病也是極好的，我少年時擬過一個皮膚病方，就是以桂枝湯為基礎的：桂枝、白芍、甘草、生薑、大棗、蟬蛻、苦參、紫草、白鮮皮、地膚子、全蠍、女貞子，並言過敏性疾病加防風、銀柴胡，兼血瘀者加當歸、益母草，兼陽虛者加蛇床子，兼失眠者加朱砂沖服。此方於今天看來仍有可取之處，唯朱砂不宜擅用，可用牡蠣代替。牡蠣雖也重鎮安神，但無朱砂清熱解毒之效。

附：李祥舒老師審閱本章時指出，馬齒莧外用以鮮品為佳，搗藥取汁外敷。

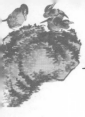

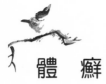

體 癬

王某某，男，23歲。

主訴左腳小趾有多個小水疱，某三甲醫院皮膚科檢查後診斷為足癬（腳氣），予派瑞松，因聽說內服當歸龍薈膠囊可治此症，故向本人諮詢。余查其舌脈，舌紅苔薄白，脈弦。

【方藥】

黃柏9g　蒼朮12g　薏苡仁15g　牛膝6g

土茯苓30g　白朮12g

7劑。

◈醫話：

體癬即人體感染真菌所致的皮膚病，中醫認為「有諸於內，必形於外」，此症雖為外感，但亦與內在臟腑之強弱有關，猶如流行性感冒，相同條件下總是免疫力低者易患。

足癬患者往往舌紅苔黃膩、脈滑數，中醫體質辨識為濕熱，所以傳統醫學認為此症是脾失健運，水濕內停，蘊久化熱，濕熱下注，復感外邪所致，而當歸龍薈膠囊中

龍膽草、黃連、黃芩、黃柏清熱燥濕，蘆薈、大黃清熱瀉下，對於足癬屬濕熱證，尤其是熱重於濕者確有作用。

本例患者熱象不重，用之並非十分適宜，故改予四妙散加減。

四妙散中黃柏、蒼朮、薏苡仁分別燥濕、化濕、滲濕，再加上牛膝導藥下行，對濕熱下注者極為切證。土茯苓除濕解毒，且性味甘平，白朮可配蒼朮健脾祛濕。

我還給了他一個足浴的方子，囑水煎外用後再抹西藥，效果更佳，方為青木香60g、百部30g、苦參10g、地膚子30g、黃柏10g、艾葉10g、川椒6g。1週後患者回饋水疱已消，內外均不更方，囑再用5劑以防復發。

青木香是馬兜鈴的根，國家已明令禁用，可以用土槿皮30g代替。藥店曾問是否可以用木香代替青木香，我認為不行，看到網上有人認可，我實以為大謬矣！

青木香是馬兜鈴科植物馬兜鈴的根，木香是菊科植物木香的根；青木香功效平肝止痛、解毒消腫，木香功效行氣止痛、健脾消食。

用木香代替青木香，就像是用茯苓代替土茯苓，既不對證，也不對症，豈可因名字相似就相同視之？

西藥普魯卡因和普魯卡因胺也是一字之差，前者是局部麻醉藥，後者是抗心律失常藥，從沒見誰敢用普魯卡因代替普魯卡因胺。

還有人狡辯說中藥抓錯也沒關係，反正吃不好也吃不壞，就是這些人在毀中醫。

中藥學與中醫學一樣博大精深，例如赤芍和白芍都是

芍藥的根，前者清熱涼血，後者養血柔陰。川貝母和浙貝母一主產於四川，一主產於浙江，前者長於化痰止咳，且寒性較弱，後者則長於散結消腫，二者價格相差7倍到50倍。

晏子說：「橘生淮南則為橘，生於淮北則為枳，葉徒相似，其實味不同，所以然何者？水土異也。」我們買水果尚且考慮產地，何況是藥。

自然傳播、生長在深山密林的人參叫野山參，人工撒種、生長在深山密林的叫林下參，人工種植、生長在大棚裡的叫園參。

生長在山溝裡的附子為了生存，成就了大辛大熱的體魄，所以驅寒回陽最是有效。種植在大棚裡的附子產量雖高，但幾代以後藥效肯定不如野生的了。

炮製方法對藥效的影響也很大。以半夏為例，生半夏長於消痞散結，經白礬、甘草、石灰炮製後的法半夏溫性較弱，長於燥濕化痰，經白礬和鮮竹瀝炮製後的竹瀝半夏由溫變涼，能清熱化痰。有的藥更是要經不同藥物幾蒸幾曬，炮製數年，如此這般功效自然不同凡響。

《傷寒論》中記載過一種甘瀾水，又叫千揚水，就是把水揚起千遍，有人解釋說水在揚的過程中會不斷產生微小的真空泡，真空泡破裂時產生衝擊波，從而使水分子之間電荷的排列更加有序，產生很強的電解特性。水揚千遍，或許真的有所不同吧。

此外，藥用部位也會對藥效造成影響。以當歸為例，補血用當歸身，破血用當歸尾，和血用全當歸。

　　我曾聽過一場中藥大師金世元先生的講座，金先生說傳統中醫藥行業對藥師的要求特別高，因為藥師是患者接觸的最後一位專業人士，必須站好最後一班崗。藥師不但要精通中藥鑒別、中藥炮製，還要會審方，為了患者的用藥安全有權對禁忌配伍和超量用藥提出質疑和拒絕調劑，相當於半個醫師。

　　現在的中藥品質和摻假報導已經夠讓人憂心了，一些小藥店還讓非專業人士保管（儲存）、售賣中藥。一般的藥放在藥櫃裡，一個大格子裡分三個小格子，每個小格子裡放一種藥，三種藥的名稱都寫在大格子上。我就經歷過買藥時「藥師」不認識藥、對不上號的尷尬情況，如此下去中醫難保不會亡於中藥。

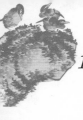

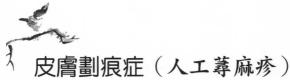

皮膚劃痕症（人工蕁麻疹）

姜某某，女，30歲。

主訴自1年前行卵巢巧克力囊腫剝除術後皮膚不時作癢，無皮損，但用手抓後會留下明顯的抓痕，色紅，稍高於皮膚，可自行消退。眠差，疲勞，月經錯後兩到三天。舌淡苔薄白，脈沉細。

【方藥】

當歸10g　赤芍10g　川芎10g　生地黃10g

荊芥穗10g　防風10g　生黃耆50g　生何首烏5g

蒺藜10g　生甘草5g　生薑3g

5劑。

◈醫話：

皮膚劃痕症也稱人工蕁麻疹，是皮膚血管的過敏反應，過敏反應的形成由內因和外因共同作用所致，屬於生理性的體質異常反應。

我在蕁麻疹案和濕疹案中都提過血虛風燥這一證型，癢乃風行表裡之故，若外在風邪侵襲，可用消風散之類的方劑消散外風，若內在血虛生風，則以當歸飲子之類的方

劑養血祛風。女子以血為本，本易血虛，況且本例患者此前曾行大手術，有傷氣血，血不榮膚，虛而生風，燥熱作癢，當予當歸飲子。

當歸飲子以四物湯補血活血為君，四物湯自古便有兩種配法，一種是常見的當歸、白芍、川芎、熟地黃，另一種易白芍為赤芍、熟地黃為生地黃，針對的就是血虛燥熱者。荊芥配防風祛風止癢，荊芥穗是荊芥的花穗，我們一般用荊芥是用它的莖葉和花穗，但是如果寫荊芥穗就是只用花穗，解表之力更強。當歸飲子原方中用的是荊芥穗，那我們也用荊芥穗吧。

氣為血帥，故用黃耆補氣升陽，氣充則血生，陽生則陰長。原方中黃耆的用量是當歸的一半，我對此不太認同，氣能生血，氣能行血，氣能攝血，自古補血劑中均配伍大量補氣之品，如當歸補血湯雖以當歸為名，但當歸的用量僅為黃耆的五分之一，何況本例病人兼有神疲乏力、少氣懶言、脈細無力，更應重用黃耆補氣。

肝藏血主謀略，故葉天士稱女子以肝為先天，用何首烏補肝血，更因其生品具有解毒止癢之功。蒺藜散風行血，甘草調和諸藥，原方以生薑為藥引，故酌用3g，以其發散之力鼓動氣血達於肌表，取「血行風自滅」之意。

患者先用的是顆粒劑，沒有生何首烏，便以製何首烏代替，效果不甚理想。我告訴她一定要用生何首烏，再服5劑，黃耆可減至30g，結果她服完後回饋症狀明顯好轉，睡眠及月經亦有改善，續服成藥當歸補血丸以收尾。

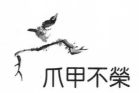

爪甲不榮

劉某,男,31歲。

主訴指甲上有橫紋,且除雙手大拇指外其餘手指指甲均無半月痕,大拇指半月痕小於指甲的五分之一。易發口腔黏膜潰瘍,眠差,急躁。舌紅苔黃稍膩,脈弦數,早搏。

【方藥】

生薏苡仁30g　茯神15g　敗醬草15g　拳參12g

附子3g

7劑。

◈ 醫話:

　　患者自覺體健,因覺指甲異常故而諮詢。指甲亦稱爪甲,中醫講爪為筋之餘,肝主筋、肝藏血,所以指甲的枯榮和肝血的盛衰休戚相關。一般人如果指甲上出現橫紋或者豎紋,舌脈又是虛象的話,大多是肝血虛,可予四物湯補血養肝。我習慣用四物湯加製何首烏補益肝血,製何首烏不寒不熱、不膩不燥,兼能收斂,補益精血之效甚佳。秦伯未先生補肝血習慣加沙苑子,補腎養肝、溫陽固精。

　　我以前買過幾本《中醫人沙龍》，其中第三輯第一個專題採訪的是廣西民間中醫陳勝征，他對指甲病的一些觀點比較符合本例患者。陳醫師認為，雖然肝主筋管指甲，但半月痕歸肺管，以應肺金牽制肝木。半月痕消退，是肺氣不足，而肺與大腸相表裡，大腸一定有濁毒排不淨。

　　本例患者一派熱象，不似虛證，調理腸胃升清降濁比補益肝血更為對證。陳醫師常用薏苡仁、敗醬草、白頭翁解大腸的毒，這個搭配很像《金匱要略》裡的薏苡附子敗醬散，薏苡附子敗醬散就是治腸癰的，原文是：「腸癰之為病，其身甲錯，腹皮急，按之濡，如腫狀，腹無積聚，身無熱，脈數，此為腹內有癰膿，薏苡附子敗醬散主之。」文中也提到了肌膚甲錯，脈也相符，雖無明顯腸癰症狀，亦可以薏苡仁、敗醬草清熱滲濕排毒。茯神健脾安神，可助薏苡仁利水滲濕、清熱排膿。白頭翁性寒，且白頭翁皂苷有殺精作用，不可顧此失彼，故改為藥性較弱，但同樣歸大腸經的拳參。方中少佐附子，是假其辛熱以行鬱滯之氣爾。患者回饋服藥5天後已覺半月痕有所生長。

　　爪甲不榮還有一些情況，如指甲上出現白斑，一般是腸胃失調，可用半夏瀉心湯加焦山楂、神麴。方劑學裡有一類和解劑，包括以小柴胡湯為代表的和解少陽劑、以逍遙散為代表的調和肝脾劑和以半夏瀉心湯為代表的調和腸胃劑。前兩者我已在書中提過，後者提及較少，但卻是我常用的一個方子。該方寒熱平調，加減運用可用於寒熱錯雜諸證。袁尚華老師的調中三方就是半夏瀉心湯加附子和蒼朮、白朮，我用半夏瀉心湯時常視情況加白朮、茯苓，

二藥與方中的黨參、甘草組成四君子湯，增強益氣補中之效。需要注意的是，和解劑的煎法是「煮後去滓再煎」，我的操作方法是二煎後，取藥液與頭煎混合，倒掉藥渣，將藥液再煎10～15分鐘，相當於增加了一步濃縮的過程。

若是小兒的指甲上出現白斑，還要考慮是否是肚裡有蟲，驅蟲可用烏梅丸。如果是指甲上出現黑斑，應到醫院綜合科室尋求檢查，排除惡性疾病，糖尿病病人要考慮是否是肢端出現壞疽。

正常的指甲是淡紅色的，如果指甲顏色變黃，要考慮是否是黃疸，退黃可用茵陳蒿湯，但若與進食黃色食物有關則不予治療。如果指甲顏色變青，一般是寒證或血瘀證，四診合參辨證施治。

我多說兩句烏梅丸，烏梅丸是仲景治療蛔厥的藥，該藥寒溫並行、補瀉兼施，對很多寒熱錯雜、虛實夾雜的疑難雜症均有療效，且該藥重用烏梅，對寒熱錯雜的過敏性疾病尤有奇效。烏梅丸現無成藥，我曾定製過一批備用：烏梅425g（去核）、黃連125g、黃柏50g、黨參100g、當歸50g、細辛50g、肉桂50g、製附子50g、乾薑50g、川椒50g，做成蜜丸，每袋5g。

附：半夏瀉心湯由半夏（洗）、黃芩、乾薑、人參、甘草（炙）、黃連、大棗（擘）七味藥組成。據《中華人民共和國藥典》記載，半夏有毒，生品多外用，內服多用其炮製品。原文中的「洗」字即是炮製之意，但現代諸炮製品炮製太過，恐失其藥性。如法製法是20份生半夏與3份甘草煎煮兩次，再與2份石灰製成的石灰液浸泡多日；

薑製法是8份生半夏與2份生薑、1份白礬煎煮；清製法是5份生半夏與1份白礬煎煮。所以我一般直接使用生半夏，但囑患者先煎，現代研究發現長時間加熱或與生薑等同煎可使生半夏毒性降低或消除，何況半夏瀉心湯中已有乾薑。在不能使用生半夏的情況下，用京半夏代替。

明代醫家吳昆編著的《醫方考》首次提出半夏瀉心湯中的黃芩應用炒黃芩，炒黃芩苦寒之性略減，當從，尤其是酒炒後引藥上行，可清上焦之熱，黃連亦從。

歷代醫家對《傷寒論》中的人參皆有不同看法，清代醫家張錫純認為是今之黨參，郝萬山老師則認為其性介於西洋參與現今產自東北的人參之間，今已絕種，故可用今之人參、西洋參各半代替，或根據病情，寒者多用人參，熱者多用西洋參。許家棟醫師同樣認為古之人參今已不存，但在代替品的選擇上，他認為應該是今之人參、黨參和北沙參各等量。黨參、北沙參和古之人參一樣，都產自上黨，藥性中有相近之處，而今之人參又有黨參等所不可替代之處，如安神益智，故不可棄。余以為，在此問題上應根據患者的實際情況靈活選擇，如李祥舒老師常給氣虛不甚者予補氣力弱的太子參，因此今之人參、黨參、太子參、西洋參、北沙參皆可根據情況單用或者配伍使用，甚至人參葉、絞股藍、南沙參等亦無不可。

關於炙甘草，裴永清老師和何慶勇老師多次指出，今之炙甘草實為蜜炙甘草，與仲景原意不符。我開經方一般用炒甘草，有的藥房沒有炒甘草，直接用生甘草亦無妨。

大棗需「擘」，現代一般寫作「掰開」。

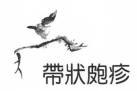

帶狀皰疹

陳某某，男，25歲。

主訴10天前腰部皮膚表面產生節段性水皰丘疹伴劇烈疼痛，醫院診斷為帶狀皰疹，予阿昔洛韋。刻下皮疹消退，但疼痛未解，以陣痛為主。大便乾、小便黃，眠差，舌絳苔薄白，有瘀點，脈弦細。

【方藥】

絲瓜絡30g　瓜蔞子30g　玄參30g　當歸15g

柴胡5g　升麻5g　黃耆30g　鬼箭羽20g

川芎12g　皂角刺10g

5劑。

◇ 醫話：

　　帶狀皰疹屬中醫蛇串瘡、蛇丹、纏腰火丹等範疇，西醫認為由帶狀皰疹病毒引起，中醫認為由肝鬱化火、脾虛濕蘊或氣滯血瘀引起。

　　一般認為肝經鬱熱、肝膽濕熱者予龍膽瀉肝湯，脾虛濕蘊者予除濕胃苓湯，氣滯血瘀者予活血散瘀湯。前兩者多見於急性發作期，後者多見於後遺神經痛期。

　　我曾在某中醫線上平臺聽過一場名為「傅青主火丹方與帶狀皰疹治療」的講座，主講人廣東省皮膚病醫院曲永彬醫師認為，傳統方法治療帶狀皰疹效果不佳，該院醫師在臨床中發現使用傅青主先生的火丹方加減治療各類帶狀皰疹療效顯著，故以火丹方為治療帶狀皰疹的基礎方。

　　火丹方組成為絲瓜子一兩、柴胡一錢、玄參一兩、升麻一錢、當歸五錢，方中絲瓜子、玄參補水滅火，當歸、升麻、柴胡升散氣血之鬱滯。

　　我在蕁麻疹案中提過，傅青主先生在宗教方面很有研究，他崇尚道家思想，並將道教的五行生剋運用到醫學當中。傳統方法治療帶狀皰疹是苦寒清火，但傅青主先生的思路是以水滅火。

　　至於升麻與柴胡同用，陳士鐸先生在《本草新編》中解釋道升麻提氣，柴胡提血。陳世鐸與傅青主的醫學思想一脈相承，很多研究傅青主的人都要看陳士鐸的書。

　　大部分醫院沒有絲瓜子，所以用絲瓜絡和瓜蔞子代替，且瓜蔞子潤下通便，給火邪以出路。運用火丹方治療帶狀皰疹時，肝鬱化火者加蒲公英、蜈蚣，脾虛濕蘊者加薏苡仁、土茯苓，氣滯血瘀者合透膿散。

　　透膿散調補氣血、托毒透邪，其中穿山甲已為國家所禁用，故本人以鬼箭羽代替。

　　此外發於頭部者可加全蠍、蔓荊子、菊花，發於上肢者可加桑枝、延胡索，發於下肢者可加牛膝、延胡索、伸筋草，刺痛者可加桃仁、紅花，鈍痛者可加黃耆、當歸，遊走痛者可重加黃耆，癢痛者可加烏梢蛇。

使用火丹方治療帶狀皰疹會先出現水皰增大、增多的情況，2～3天後開始消退，需提前告知病人。其實出現這種情況或許正是他們選擇火丹方的原因。

我們都知道引起水痘和帶狀皰疹的是同一種病毒，水痘的治療是靜候痘毒發出，而帶狀皰疹由於其伴有劇烈疼痛，所以用大量苦寒之品壓制，而火丹方甘寒辛散，祛邪而不傷正，如治水痘般順勢而為，所以用此方治療帶狀皰疹很少出現頑固遷延的後遺神經痛。

帶狀皰疹外治可用蛋黃油，即雞蛋煮熟後去蛋白，蛋黃搗碎後文火微炒，靜待出油取用。

蛋黃油含有大量卵磷脂，可用於多種真菌引起的皮膚病，《本草綱目》中即有用蛋黃油治療小兒頭癬的記載，小說《首席醫官》中也有用蛋黃油治療小兒濕疹的情節（取其溫和的收斂作用）。趙炳南先生的冰片雞蛋油就是蛋黃油加冰片，用治慢性潰瘍及燙傷等。無製備設備者可用爐甘石洗劑代替。

我曾多次向對中醫感興趣的朋友推薦《首席醫官》這部小說，這是一部官場小說，情節引人入勝，涉及中醫的部分有理有據，絕非天馬行空，很多名醫大家都對這部小說讚不絕口。

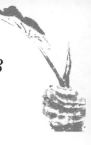

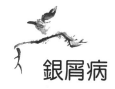

銀屑病

趙某,男,24歲。

主訴自覺疲勞,擬求中藥調理。舌紅苔厚微黃。我告訴他,之所以感到疲勞,是因為脾虛濕盛,建議每日以茯苓煮粥,利水滲濕。

患者問喝綠豆湯是否也有祛濕之效,我說綠豆性寒,主清熱,長期大量服用易傷脾胃,脾胃一傷,無法運化水濕,就更嚴重了。

提到祛濕,常人首先想到的一般是紅豆、薏苡仁,現下亦非夏月,我便隨口問他為何想到綠豆。

患者說自己近日牛皮癬復發,在網上看到偏方說綠豆能治牛皮癬,正準備一試。

我說:「那我給你開個方子,把牛皮癬和疲勞一起治了。」

【方藥】

粉萆薢30g　生薏苡仁30g　赤茯苓15g　黃柏15g

牡丹皮15g　澤瀉15g　滑石30g　通草6g

水牛角15g　烏梅20g　蟬蛻10g　半枝蓮15g

7劑。

◇醫話：

此病俗稱牛皮癬，現代醫學稱銀屑病，是一種慢性病反覆發作、以表皮細胞過度增生為特點的常見皮膚病。臨床表現為紅斑、鱗屑，屬中醫白疕範疇。中醫認為白疕多由血熱引起，常用犀角地黃湯加減。

我記得很久以前看過一本醫書，將白疕分為血熱和血燥兩種證型，前者多為進行期，後者多為靜止期，後者常用當歸飲子加減。

本例患者我辨證為濕熱，且濕重於熱，兩個方子都不適合他。

我當時手邊還沒有這麼多醫書可供參考，只覺得不能簡單地以血熱（進行期）論治，倘若擅用寒藥涼血，就會造成我上面說的更傷脾胃，水濕不化，邪毒難除。

最終我選方萆薢滲濕湯，考慮到患者病情正值進行期，還是要用一些涼血藥，便加了水牛角。又加烏梅、蟬蛻，是考慮到白疕反覆發作，應與特稟體質有關，故以此二味祛風脫敏。

半枝蓮清熱解毒、活血化瘀，是錢文燕老師治療銀屑病的專藥。其中赤茯苓與白茯苓相比，利水滲濕之力更強，白茯苓則長於健脾安神。此外，囑患者避風寒。

後來我閱讀專門的中醫皮膚病學教材，看到白疕更詳細的分型，其中果然有濕熱蘊阻型，而且代表方就是萆薢滲濕湯，頗有自喜之感。

此病發作期時還可於耳尖放血。

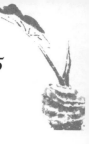

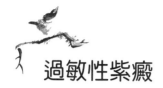

過敏性紫癜

吳某某，男，22歲。

雙下肢密集出現紅色斑疹半個月，按之不退，無腹痛、關節痛，納可、眠可、二便調。舌紅苔黃稍膩，脈滑數。

【方藥】

黃柏10g　炒蒼朮10g　生薏苡仁30g　懷牛膝15g

知母12g　牡丹皮12g　赤芍15g　土茯苓30g

滑石10g　小薊15g　白茅根30g

7劑。並囑去醫院查血常規、尿常規、生化、凝血。

◎ 醫話：

本例病人依經驗而言，應該是單純皮膚型紫癜，但為穩妥起見，還是建議患者去醫院檢查一番。

皮膚型紫癜是過敏性紫癜的一種，只出現皮膚症狀，最為常見。此外，還有伴隨腹痛、便血的腹型紫癜，伴隨關節疼痛、屈伸不利的關節型紫癜，伴隨血尿、蛋白尿的腎型紫癜，以及混合型紫癜。西醫認為，過敏性紫癜是毛細血管變態反應引起的出血性疾病。

　　本病屬中醫紫斑、肌衄、葡萄疫等範疇，筆者曾搜集大量治療過敏性紫癜的方劑，並將其分為八小類：

　　第一大類是實熱證類，有三小類。大部分過敏性紫癜的患者都是「熱迫血行，溢於脈外」，這與西醫的認識有相似之處，治療的法則是清熱，但熱有氣分熱、營血分熱，又有臟腑偏勝。

　　紫癜患者一般熱已入血分，多發於臀部及下肢，斑色紫紅，身熱，舌絳脈數，可用趙炳南先生的涼血五根湯加減。其中白茅根、茜草根、紫草根涼血活血，瓜蔞根養陰生津，板藍根清熱解毒。根性本下，故本方善治紫癜發於下肢者。

　　再以臟腑而論，若熱邪偏勝於肺臟，則兼見鼻塞涕黃、咽痛，可用鐘一棠先生的清肺涼血湯，方為桑葉、杭白菊、浙貝母、蒼耳子、牡丹皮、赤芍、薄荷、辛夷、生地榆、清甘草。若熱邪偏勝於腸胃，則兼見噁心納差、腹痛便溏，可用葛根芩連湯加減。

　　第二大類是濕熱證類，即濕熱並見，多為飲食不節，致使濕熱內蘊、入絡傷血。濕熱證者苔多白膩或黃膩，舌絳有瘀，多發於膝關節以下，具體可稱之為濕熱下注證，可用《醫宗金鑒》裡的加味蒼柏散加減。

　　2015年底至2016年初，余以此為基礎方（炒蒼朮30g、黃柏12g、白朮20g、知母10g、黃芩10g、當歸10g、白芍10g、生地黃10g、木瓜10g、焦檳榔10g、羌活10g、獨活10g、川木通6g、漢防己10g、牛膝10g、甘草3g、生薑3g）加減為林先生治療紫癜，前後共服20餘

劑，後又以歸脾湯5劑收尾，至今未見復發。

　　本例患者亦屬濕熱下注，故以同樣治療濕熱下注的四妙散加減。知母、牡丹皮、赤芍、土茯苓、滑石清熱滲濕，小薊、白茅根涼血止血。其中知母尚有滋陰潤燥之功，牛膝、牡丹皮、赤芍活血化瘀，配小薊、白茅根止中有活，土茯苓通利關節，配薏苡仁袪濕除痹。

　　第三大類是血瘀證類，離經之血即為瘀血，紫癜日久不退，斑色紫青，關節疼痛，舌有瘀點，苔少脈澀，可用孫偉正主任的加減紫癜方加減。孫偉正主任是黑龍江省名老中醫，他的加減紫癜方為雞血藤、牡丹皮、茜草、當歸、大棗、白茅根、墨旱蓮、三七粉、仙鶴草、山梔子，活血化瘀，佐以補脾滋腎。

　　第四大類是氣虛證類，紫癜反覆發作，斑色晦暗，面色無華，疲勞乏力，食慾不振，脈沉，是脾不統血，可用歸脾湯加減，補脾攝血。

　　第五大類是陰虛證類，多為腎臟陰虛火旺，症見紫癜反覆發作，斑色紫紅但不鮮明、分佈稀疏。五心煩熱、顴紅盜汗、唇絳口乾，或兼見血尿，舌紅少苔，脈細數，可用知柏地黃湯加減。

　　第六大類是特稟證類，以上七小類的重點都在紫癜二字，而本類則立足於過敏。特稟之人易受外界環境影響，導致紫癜反覆發作，且多伴有其他過敏性疾病，可用祝諶予先生的過敏煎加味（銀柴胡、烏梅、五味子、防風、甘草、生地黃、白茅根、牡丹皮、紫草、荊芥炭、生地榆）加減。

中醫治療過敏性紫癜之方甚多，我搜集的專方有20餘個，來自全國各地的個案方有70餘個。專方印象深刻的有抄錄較早的瀋陽市第七人民醫院（皮膚病醫院）的歸芍丹草湯、橫店李林根老中醫的生地紫草消癜湯，還有名人方如冉式御醫第六代傳人冉雪峰名老中醫的抗敏消癜湯、血液病領域中西醫結合專家柯微君名老中醫的紫芨桃紅化癜湯，以及專門治療小兒過敏性紫癜的金蟬脫衣湯（金蟬脫衣湯出自董氏兒科第六代傳人董幼祺主任，董氏兒科是國家非物質文化遺產）。

個案方面印象最深的是北京中醫藥大學楊楨教授重用生地黃至100g。總之中醫對抗過敏性紫癜的武器很多，就看醫者是否能夠選中並加減出最合適的。

我治療此症時不拘泥於中西之別，酌情囑咐患者服用維生素C、維生素P，或常飲富含蘆丁的苦蕎茶。腹型紫癜預備解痙止痛藥，如顛茄片；關節型紫癜預備止痛藥，如布洛芬，疼痛劇烈時服一次。

過敏性紫癜病程較長，除了堅持治療以外，還要忌口和注意休息。後期可讓患者服用丸藥或成藥，青紫合劑（北京兒童醫院內部製劑）、斷血流片都是不錯的選擇，但成藥歸脾丸純屬補益之劑，不可妄投，以免閉門留寇，久治不癒。

青紫合劑源自「小兒王」王鵬飛教授的青紫湯，青紫湯對兒童及成人的多種皮膚病均有療效。

近日治一過敏性紫癜患者，此人自一年半以前被診斷為過敏性紫癜，一直服湯藥治療，大抵涼血、止血、活

血之品，療效不佳。患者初發於冬季，今年入冬之後又加重，舌淡，根部苔白厚。余投以桂枝麻黃各半湯合玉屏風散合四妙丸加減5劑，患者服1劑半後即明顯好轉。過敏性紫癜屬寒證者較為罕見，故述錄於此。

我曾考慮用桂枝麻黃各半湯治療皮膚病時，若病人沒有咳喘，是否要換掉杏仁？麻黃湯是太陽病篇所出方劑，《傷寒論》第35條：「太陽病，頭痛，發熱，身疼，腰痛，骨節疼痛，惡風，無汗而喘者，麻黃湯主之。」緊接著第36條：「太陽與陽明合病，喘而胸滿者，不可下，宜麻黃湯。」甚至陽明病篇也有一條提到麻黃湯的條文，第235條：「陽明病，脈浮，無汗而喘者，發汗則癒，宜麻黃湯。」以上條文均有喘的症狀，喘為咳之甚，出現咳喘是因為太陽或兼陽明被寒邪所傷，太陽之氣不能外出，肺氣為鬱。杏仁苦泄降氣而具止咳平喘之效，與麻黃一宣一降，以復肺氣宣降之常。

那麼皮膚病人既然沒有咳喘，是不是可以把杏仁換掉？如半夏同有降逆之功，且具燥濕之效，加到麻黃湯裡可用於寒邪閉表，且在內兼有濕邪之證。

我跟趙鵬飛博士在同仁堂出診時，有一位蕁麻疹患者，趙老師要用桂枝麻黃各半湯，我便問是否要去掉杏仁，趙老師說杏仁有少量的解表作用，不去亦可。

又治一腹型過敏性紫癜患者，辨證為上寒下熱，予半夏瀉心湯加當歸、赤芍、醋延胡索、三七，1週後患者回饋腹痛消失，去當歸，赤芍改生白芍，再進1週，皮膚基本恢復正常。

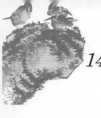

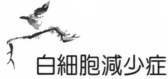

白細胞減少症

郎某某，女，24歲。

主訴體檢查白細胞計數 $3.7 \times 10^9/1$ ，20天後複查血常規，白細胞仍為 $3.7 \times 10^9/1$ ，中性粒細胞亦稍低於正常範圍。否認用藥及慢性病史。感覺疲勞，納可，多夢，二便調。舌淡紅苔薄白，脈弱。

【方藥】

製黃精30g　絞股藍30g　桂枝10g　炒白芍20g

生薑10g　大棗20g　炙甘草6g　益母草15g

7劑。

◈醫話：

白細胞是細胞免疫系統的重要成員，其在細胞中的數量可用於疾病的診斷和治療效果的追蹤。傳統醫學不講細胞，我也常說學中醫不可拘泥於西醫的病名和檢查結果，但現代醫學常識不可不知。人體遭受感染或異物入侵時，血液裡的白細胞數量就會升高。

此外，白血病、燒燙傷、妊娠等因素也會導致白細胞數量的升高，而服用抗炎藥、抗甲亢藥、抗結核藥、抗糖

尿病藥、免疫抑制藥及放化療等因素，則會導致白細胞數量的降低。當白細胞過低時，人體的抵抗力就會下降。

本病屬於中醫虛勞範疇，勞累過度，氣血消耗，或先天稟賦不足，元氣匱乏，所以治宜調和營衛、扶正固本。本方是我早期摘抄收集的專方，出處不詳，原方為黃精、絞股藍各30g，炒白芍、虎杖各20g，桂枝、生薑各10g，大棗10枚，炙甘草6g。

不難看出，這是桂枝湯的底子。桂枝湯是《傷寒論》裡的第一個方子，柯韻伯稱之為「群方之魁」。它是調和營衛的千古名方，而大多疾病的發生發展正是因為營衛、氣血、陰陽的不和，所以無論任何疾病，只要存在營衛不和，就可以使用桂枝湯。如加飴糖可溫中補虛、和裡緩急，加龍骨、牡蠣可平補陰陽、潛鎮固攝，又如加葛根，加厚朴、杏仁，加人參，加附子，加大黃，去桂枝，去芍藥，合麻黃湯，合越婢湯，甚至劑量稍做調整，功效都大有不同。

本方依白芍的用量，應是桂枝加芍藥湯，但桂枝加芍藥湯的方證是「太陽病反下之，邪陷太陰經脈，腹滿時痛」，所以重用芍藥和血活絡、緩急止痛，如此與本病不符，故余以為原方重用白芍，乃是取其補血養血之效。至於大棗的用量，本人習慣以2g/枚換算，此外病人夜寐欠佳，大棗另有安神之效。

黃精滋陰益氣，脾腎同補；絞股藍補氣化濁，有南方人參之稱，補而不滯，瀉而不傷。只有虎杖這味藥，我當時不太明白配伍的意義。虎杖活血清熱，但味苦性寒，不

宜用於虛弱之人，故以寒性較小的益母草代替。

我後來查閱資料，得知虎杖中有一種叫蒽醌的物質，可用於因輻射導致的白細胞減少。

我後來看《柯微君血液病治療經驗》，柯老認為除了先天不足和後天勞累失養，濕熱、瘀血、毒邪、久病不癒、邪實傷正，均可導致本病，因此治療本病在外邪不盛的情況下應以補益脾腎為主。

血液病領域另一中西醫結合專家麻柔名老中醫也認為本病應從脾胃氣機論治，尤其是氣虛發熱的病人，倘若考慮為合併感染，單用清熱解毒或滋陰之品，必定難以奏效。營衛源於脾胃，而桂枝湯正是由調理脾胃以達到調和營衛的目的。

桂、薑、棗都是食物中的調料，有開胃口、健胃脾的作用，正是內調脾胃、外固營衛。

患者十天後複查血常規，白細胞計數已升至 $4.1 \times 10^9/1$，改予製黃精、大棗代茶飲，並灸關元、足三里。半個月後再次複查，白細胞升至 $5.03 \times 10^9/1$。

附：我用桂枝湯一般是桂枝 15g、白芍 15g、甘草 10g、生薑 15g、大棗 8g。

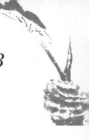

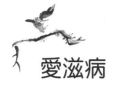

愛滋病

何某，男，29歲。

雙下肢皮膚多處紅斑、血痂（抓破），伴癢。某傳染病醫院皮膚科診斷為濕疹，予青鵬軟膏，效微。自訴為愛滋病毒攜帶者，正在服用抗病毒藥，CD4淋巴細胞計數約300。食慾差，眠差。舌淡紅，苔白稍膩，脈細。

【方藥】

柴胡15g　黃芩10g　黨參10g　法半夏9g

生甘草10g　苦參6g　炒蒼朮10g　茯苓10g

地膚子10g　當歸10g

7劑。另用菊花50g代茶飲。

◈ 醫話：

本案之所以稱愛滋病案而非濕疹案，是因我在遣藥時以愛滋病為基本病機、濕疹為階段病機。方選小柴胡湯疏運氣機，苦參、地膚子清熱利濕、祛風止癢，蒼朮香烈勝濕、引邪外出，茯苓利水滲濕、健脾安神，又因愛滋病屬中醫疫病、虛勞範疇，故加當歸配黨參、甘草益氣和血。

小柴胡湯柴胡用量獨重，不重用柴胡不足以利樞機、解邪熱。生薑、半夏則偏溫燥，故去生薑，選法半夏。

《傷寒論》第97條說：「血弱氣盡，腠理開，邪氣因入，與正氣相搏，結於脅下。正邪紛爭，往來寒熱，休作有時，默默不欲飲食。臟腑相連，其痛必下，邪高痛下，故使嘔也，小柴胡湯主之。」說的是少陽病的成因，也是諸外感病的成因。

外邪由表而入，踞於少陽。少陽為三陽之樞，位於半表半裡之間。邪欲勝正而入裡，而小柴胡湯內調脾胃、外調營衛，疏運少陽及肝、膽、脾、胃等臟腑氣機的鬱滯，進而驅動全身之氣機，能達到扶正祛邪的目的。

儘管小柴胡湯調和營衛方面的作用與桂枝湯相似，但尚有一些桂枝湯不具備的功效，發燒案、膽結石案中均有提及。我曾把小柴胡湯的功效簡單概括為十二個字：和膽胃、解邪熱、復升降、利樞機，其中退燒解熱之效尤為顯著，無論是急性高熱還是慢性低熱，只要有少陽證的症狀就可以使用。

此外，小柴胡湯還是抗愛滋病方。日本和美國的學者研究發現，小柴胡湯能抑制HIV逆轉錄酶的活性。

不可否認的是，目前全世界範圍內最有效的HIV治療方案是高效聯合抗反轉錄病毒治療，俗稱雞尾酒療法，英文縮寫是HAART。雖然很多中藥的現代藥理分析都有抗愛滋病作用，但尚未發現哪味中藥或複方方劑在治療愛滋病方面優於西藥的HAART。不過在堅持抗病毒治療的同時，輔以中藥扶正祛邪一定是有益的。

　　中藥複方製劑不容易出現耐藥性，並在提高抵抗力、治療併發症、提高生活品質和緩解西藥不良反應等方面效果顯著，目前北京協和醫院牽頭的十三五國家重大科技專項「HIV感染者的免疫功能修復與免疫細胞聯合的功能性治癒研究」就是研究中藥聯合抗病毒治療方案對HIV初治患者的安全性和有效性。

　　中醫認為，愛滋病毒潛藏體內，伏而不發，暗耗正氣。待氣血耗傷殆盡，病毒暴起，以迅雷之勢侵襲表裡，以致五臟六腑均受其害，回天乏術。所以中醫中藥在治療愛滋病患者時，應重視病機，無症狀期以扶正為主，有症狀時多為本虛標實，應標本兼顧，並在辨證的基礎上首選有抗愛滋病作用的中藥。

　　以本案為例，茯苓的相關成分羧甲基茯苓多糖和菊花中的乙酸乙酯、正丁醇就有一定的抗HIV病毒作用，當歸能促進T淋巴細胞的增加。我還囑咐患者買苦瓜做菜，苦瓜的多種提取物可以抑制HIV病毒蛋白表面活性，使HIV病毒核糖體滅活。菊花疏散風熱、苦瓜清熱利濕，與中醫辨證治療濕疹的思路亦相符合。

　　對於HAART的不良反應，如出現胃腸不良反應可用半夏瀉心湯加減，失眠可用黃連溫膽湯加減，抑鬱可用桂枝加龍骨牡蠣湯加減，藥物性肝損傷可用當歸芍藥散加減，脂肪異常分佈可用艾脂1號（生黃耆、生薏苡仁、澤瀉、生山楂、淫羊藿、丹參、鹿角膠）。由於藥物的更新換代，脂肪異常分佈的不良反應已很少出現。

　　愛滋病病人可適當輔以艾灸治療，取大椎、肝俞、肺

俞、脾俞、腎俞、大腸俞、中脘、天樞、關元、內關、足三里等穴位。

感染愛滋病後會出現高熱、淋巴結腫大、皮疹、肢體疼痛、腹瀉和體重下降等，部分症狀與感冒相似，不同的是感冒引起的發熱在辨證施治後會快速消退，並伴有噴嚏、流涕等常見症狀。

愛滋病以性接觸為主要傳播方式，高危性行為兩週後可去醫院進行檢查，如四週後尚未發現抗體，則基本可以斷定沒有感染愛滋病病毒。

高危性行為72小時之內，可透過儘早服用阻斷藥來預防愛滋病，但超過72小時則收效甚微。

無論是高危後的阻斷藥還是暴露前預防，都必須連續使用才會有效。這些藥物不良反應明顯，且價格昂貴，所以預防愛滋病最好的辦法還是潔身自好。

近年來大家對預防愛滋病已經有了充分的重視，下面我要談談另一種常見性病——梅毒。在很多人的印象中，感染梅毒後會出現梅毒疹，而梅毒是可治癒的，只要對症治療就會痊癒。

其實出現毒疹的是顯性梅毒，但現在大部分梅毒患者都是隱性梅毒，沒有任何症狀，或皮損短暫出現後消失。梅毒螺旋體在體內悄然複製，一旦成勢，將會侵犯中樞神經系統或心血管系統，嚴重者可致死。

所以可能感染者應在體檢時加查HIV抗體和梅毒血清，若梅毒血清試驗呈陽性則需加查梅毒特異性抗體以確認是否感染該病。

　　梅毒血清試驗滴度1/：16呈陽性時即須治療，肌注青黴素21天，或分兩側肌注長效青黴素4次，每次間隔1週。全部治療完成後，滴度變化2個稀釋度以上，可判定治療有效，其後第1年每3個月複查1次，第2～3年每6個月複查1次，期間若無明顯波動，可判定為治癒。

　　近來閱讀中國百年百名中醫臨床家叢書，看到一則臺灣名醫馬光亞教授治癒愛滋病的醫案，附錄於此以供同仁交流。患者口中潰爛、背多紅斑、完穀不化，舌淡嫩、苔白潤，脈沉弦而弱。馬師予附子理中丸合內托散作湯劑，另予自製蟾酥丸（蟾酥、朱砂、雄黃、銅綠、枯礬、蝸牛、輕粉、麝香、膽礬、寒水石，水和為丸，早晚各服3粒），並灸身柱穴3壯。

　　患者患愛滋病並服西藥多年，無奈之下求助中醫。病人依從性好，醫師亦全力為之，以此法加減治療半年後，竟痊癒。觀此醫案，馬師重溫寒補虛，少佐托毒解毒之品，未用黃芩、黃連、金銀花、連翹之輩，使患者自身之正氣振起充實，病毒消失於無形。此雖特例，但亦有值得我等學習之處。

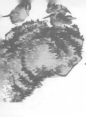

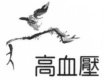

高血壓

李某某，男，29歲。

主訴陣發性頭暈月餘，查血壓 150/80mmHg，餘無不適，既往體健，隨行醫生予降壓藥替米沙坦，不願服。舌絳苔薄黃，脈弦上魚際，偶有耳鳴，眠差易怒。

【方藥】

天麻 10g　　鉤藤 15g　　梔子 10g　　龍膽草 6g　　菊花 15g

枸杞子 10g　　佛手 10g　　鬱金 10g　　柴胡 10g　　遠志 10g

7劑。

◇ 醫話：

　　血壓是從心臟送出的血液擠壓動脈壁所產生的壓強。按照國際標準，收縮壓超過 140mmHg，或舒張壓超過 80mmHg，即為高血壓。高血壓是中老年常見病，工作壓力大、惱怒憂思亦可引起該病，嚴重時可誘發心、腦、腎等多器官病變。

　　中醫本無血壓的概念，但高血壓引起的頭暈、心悸、胸悶及手腳發麻等症，可歸為中醫眩暈範疇。施今墨先生

將高血壓分為實證和虛證，而高血壓在發展的過程中常有夾痰、夾瘀之變，所以祝諶予先生在繼承施今墨學術思想的基礎上，又增加了瘀血阻絡和肝風夾痰兩種證型。痰、瘀往往相互演變、相互滲透，筆者以為應加痰瘀互結一型，在治療時痰瘀並重。

實證多為肝陽上亢證，常見於高血壓初期，以收縮壓高、眩暈頭痛、面紅目赤、耳鳴口苦、煩躁易怒、脈上魚際為主要症狀，可用祝氏降壓方：夏枯草15g、苦丁茶10g、杭白菊10g、黃芩10g、槐花10g、鉤藤10g、茺蔚子10g、桑寄生20g、懷牛膝15g、石決明30g。

虛證分肝腎陰虛和陰陽兩虛兩型，陽亢日久、下汲陰液，或素體陰虛，故兼見雙目乾澀、視物不清、五心煩熱、腰膝酸軟等陰虛諸症，可用杞菊地黃湯加減。若損陰及陽、陰陽兩虛，則兼見肢寒畏冷等陽虛諸症，可用二仙湯加減。

祝諶予先生在著作中言，有的醫師在治療陰陽兩虛型高血壓時不敢使用附子、肉桂等溫熱藥，擔心有升壓之效。中醫「有是證即用是藥」，陰虛者固然不宜用溫熱藥，但陰陽兩虛重證非附子、肉桂不能取效。

元氣虛弱，運血無力，瘀而阻絡，症見神疲乏力、腳步虛浮、頭頸僵硬、四肢麻木等血瘀諸症，可用補陽還五湯加減。其中黃耆一味，現代藥理學研究多表明其有降壓之效，國家食品藥品監督管理總局編寫的《中藥學專業知識》在黃耆的藥理中亦寫明「降血壓」，祝諶予先生在著作中指出黃耆等中藥「具有雙向調節的適應原樣作用……

既可使偏低的血壓增高，又可使病態高血壓降低」。

但我曾見一高血壓患者，在服用黃耆精口服液後眩暈、血壓升高。後來和董麗丹博士討論此事，董博士在查閱大量資料後告訴我，黃耆的雙向調節作用是「多則降壓、少則升壓」，在《中華人民共和國藥典》建議的範圍內使用，多半會升壓，大劑量使用則降壓，而藥理研究多用大劑量，自然會得出降壓的結論。因此，在使用黃耆降壓時，用量宜大，如補陽還五湯黃耆用量獨重。

朱良春先生的雙降湯（水蛭0.5～5g，生黃耆、丹參、生山楂、豨薟草各30g，地龍、當歸、赤芍、川芎各10g、澤瀉18g、生甘草6g）黃耆用了30g，應為下限，余對高血壓屬氣虛證者，一般用45g。

肝風夾痰證是指痰濕中阻，鬱而化熱，引動肝風，有眩暈頭重、口苦黏膩等痰濕諸症，可用十味溫膽湯加減。

痰瘀互結證既有痰證的頭重胸悶、食少納呆，又有瘀證的肢體麻木、頸強胸痹，可用首屆國醫大師張學文教授的清腦通絡湯：草決明30g、川芎12g、赤芍10g、山楂15g、丹參15g、磁石30g、菊花12g、葛根15g、地龍10g、豨薟草30g、川牛膝15g、水蛭6g。高血壓有瘀證者易患中風，是氣血逆亂、腦脈痹阻所致，補陽還五湯和清腦通絡湯都有預防中風之效。

本例病人病發於大怒之後，有肝火上炎、肝陽上亢之象，故以天麻、鉤藤平肝息風，栀子、龍膽草、菊花清熱瀉火。患者寸脈雖弦，但尺脈沉弱，腎陰虧損，水不涵木，故有肝陽上亢，加枸杞子滋補肝腎。肝火上炎、肝陽

上亢，均以肝失疏泄為基本病機，故加佛手、鬱金、柴胡疏肝解鬱，遠志安神開心氣。

另予鉤藤、荔枝核、夏枯草、野蒺藜各30g煎水泡腿，這是東直門醫院劉長信主任的方子，劉主任素有京城腿療第一人之稱，泡腿法上病下治，使上溢之血下行，王不留行子貼足底之法亦是此理。此外，使用決明子、菊花等藥枕對治療高血壓亦有助益。筆者入住上海某酒店時，見酒店除提供藥枕外，另有薰衣草眼罩，試想若有中藥眼罩配合藥枕一起使用，必收事半功倍之效。若遇急性高血壓，可扎十宣穴放血，另針刺內關穴、太衝穴。

部分降壓藥有導致下肢水腫的不良反應。筆者的姥姥2015年年底雙下肢水腫，血液、尿液、超聲及心電圖等檢查均無明顯異常，曾予金匱腎氣丸，罔效。後經李祥舒老師診治，診斷為降壓藥不良反應，減去一種降壓藥，予天麻、丹參等中藥代茶飲。

筆者在後來的臨證中亦遇到不少出現下肢水腫的高血壓患者，前醫多辨證為陽虛水泛，予敦復湯、真武湯、茯苓四逆湯。余查閱資料，此或為長期使用鈣通道阻滯劑所致，再結合臨床，辨證為血氣鬱滯似乎更為恰當，故多予丹參、澤蘭、玉米鬚，或用葛根配伍牛膝。至於其他降壓藥所致的不良反應，余多在對症的基礎上選擇有降壓作用的藥物，如便秘者予決明子、咳嗽者予玫瑰茄。

筆者曾治一低血壓者，兼有肢寒畏冷，辨證為虛寒，處方刺五加20g、黃耆10g、附子6g、五味子6g，30劑。

筆者曾與李祥舒老師同治一高血壓患者，老師辨證為

肝陽上亢，因其兼有尿路結石，老師處方金錢草200g、車前草200g、雞內金100g、白茅根100g、生山楂50g、丹參100g、枳殼30g、草決明500g、菊花100g、玉米鬚100g代茶久飲，並囑我開旋覆代赭湯。

筆者又曾與何慶勇老師同治一高血壓患者，老師辨為大柴胡湯證，因其兼有咳嗽，囑開大柴胡湯合三草降壓湯合《千金》治三十年嗽方：柴胡24g、黃芩9g、赤芍9g、生半夏12g、生薑15g、炒枳殼12g、大棗7g、生大黃6g、益母草30g、夏枯草15g、龍膽草10g、紫菀6g、款冬花9g，7劑。

二診，咳嗽已癒，另訴左耳聽力不佳，偶有耳鳴，近來加重。去柴胡、紫菀、款冬花，加羚羊角粉0.3g，7劑。耿氏喉科認為，耳鳴、耳聾患者禁用柴胡。

三診，耳鳴未癒，予益母草30g、夏枯草10g、龍膽草6g、黃芩9g、炒梔子9g、澤瀉9g、木通6g、當歸3g、九節菖蒲6g、生甘草6g、羚羊角粉0.3g、鬼針草30g，7劑。

四診，耳鳴、耳聾大減，守大柴胡湯合三草降壓湯方：柴胡24g、黃芩9g、赤芍9g、生半夏12g、生薑15g、炒枳殼12g、大棗7g、生大黃6g、益母草30g、夏枯草10g、龍膽草6g，7劑。

五診，加鉤藤12g，7劑。

六診，大便偏稀，予柴胡24g、黃芩9g、赤芍9g、生半夏12g、生薑15g、炒枳殼12g、大棗7g、酒大黃6g、益母草30g、夏枯草10g、龍膽草6g，川牛膝10g，7劑。

七診，改赤芍為生白芍，7劑。有學者考證，《傷寒

論》中的芍藥皆為赤芍，白芍藥（芍藥甘草湯）才是白芍。況且患者一派熱象，故一直用赤芍。此處改為白芍，是我在弘醫書苑的同學鄒中利大夫認為當下（2019年6月）在運氣學上是木火勝，應用白芍柔肝。

　　八診，患者由於工作原因導致睡眠不佳，加炒酸棗仁20g、製遠志10g，7劑。

　　在整個診療過程中，患者經醫師雙簽字，使用了生半夏，無此條件者退而求其次，用清半夏代替。患者從體檢發現高血壓開始，一直堅持中藥治療，截至七診時，血壓已從初診時的172/103mmHg平穩降到140/89mmHg。

　　中醫中藥治療高血壓時，如果6個月後仍無法將血壓降至正常範圍，此時須西藥介入控制，否則血壓長期高於正常範圍，將對心腦血管系統造成無法挽回的傷害。

　　超重者易患高血壓。筆者曾治一高血壓患者，身高175cm，體重85kg，刻下血壓168/88mmHg，眠差，偶有耳鳴，脈洪。予建瓴湯：生山藥30g、懷牛膝30g、代赭石24g、生龍骨18g、生牡蠣18g、生地黃18g、生白芍12g、柏子仁12g、鐵落花18g、生山楂15g、荷葉20g，14劑。《醫學衷中參西錄》中言此藥需磨取鐵鏽濃水煎，余以鐵落花代替磨鐵水，而山楂和荷葉則是常用的「減肥藥」。

　　筆者曾治一低血壓者，兼有肢寒畏冷，辨證為虛寒，處方刺五加20g、黃耆10g、附子6g、五味子6g，30劑。

　　余曾根據高血壓本虛標實之病機，擬一降壓小方。其中羅布麻葉平肝清熱、降壓利水為君，蒺藜平肝疏肝、牡蠣潛陽安神為臣，女貞子滋腎補肝、貝母化痰清熱、益母

草活血祛瘀為佐，扁豆健脾和中為使。

具體為：羅布麻葉24g、炒蒺藜10g、生牡蠣30g、製女貞子12g、浙貝母9g、益母草30g、炒白扁豆9g。

另擬一膏方，余稱之為三蟲三草膏：全蠍60g、地龍300g、蟬花200g、夏枯草300g、豨薟草300g、益母草300g，蜂蜜250g為輔料，每日2次，每次20g。

附：我收集過很多治高血壓的方子，其中有一些攻補兼施、配伍精妙，現引於此供諸同道交流學習。

張錫純鎮肝息風湯：懷牛膝30g、生代赭石30g、生龍骨15g、生牡蠣15g、生龜板15g、生杭芍15g、玄參15g、天冬15g、川棟子6g、生麥芽6g、茵陳6g、甘草4.5g。

陳可冀清眩降壓湯：苦丁茶30g、天麻30g、鉤藤30～60g、黃芩10g、川牛膝10g、生杜仲10g、夜交藤30g、鮮生地黃30g、桑葉15g、菊花15g。

《臨證見解》珠母補益方：珍珠母30g、龍骨15g、酸棗仁5g、五味子3g、女貞子8g、熟地黃8g、白芍6g。

余初讀祝諶予先生之著作時，亦有自擬降壓方的想法。根據高血壓本虛標實，在本肝腎陰虛、在標痰濕中阻之病機，在祝氏降壓方的基礎上合二至丸、二陳湯加減。

具體為：夏枯草15g、炒決明子10g、菊花10g、黃芩10g、鉤藤10g、山楂10g、桑寄生20g、牛膝15g、珍珠母30g、酒女貞子10g、墨旱蓮10g、法半夏10g、陳皮10g、茯苓10g。

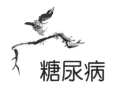

糖尿病

蔡某某，男，59歲。

主訴空腹血糖12mmo1/1，口服降糖藥效果不達標，不願注射胰島素，擬求中醫中藥治療。多飲、多食、多汗、尿多、便乾、消瘦。舌紅苔薄黃，脈細數無力。

【方藥】

石膏30g　知母15g　黃芩15g　黃連12g　玄參30g

蒼朮30g　生地黃30g　桑葉18g　石斛9g

7劑。

◇醫話：

　　葡萄糖是細胞的主要能量來源之一，血液中的葡萄糖含量過低時，會導致昏迷，長期高於正常值的話，則是人們常說的糖尿病。空腹血糖的正常參考值是3.6～6.1mmo1/1；高於6.1mmo1/1但低於6.9mmo1/1稱血糖偏高，可加查糖化血紅蛋白以明確診斷；高於6.9mmo1/1則考慮為糖尿病。

　　糖尿病中醫稱消渴，消是消瘦，渴是口渴，符合現代

「三多一少（吃得多、喝得多、尿得多、體重少）」的診斷標準。古人將消渴分為上、中、下三消，多飲易渴重者為上消，多食易餓重者為中消，尿多如脂重者為下消。

上消者可予加味消渴方（天花粉18g、麥冬30g、烏梅10g、浮小麥30g、白茅根15g、竹茹10g、地骨皮15g），上消多為肺燥所致，所以又稱肺消，但究其緣由，是情志不遂、肝鬱化火、火盛刑金，故應酌加柴胡、香附、鬱金、白芍等。

中消多為飲食不節的胃熱所致，所以又稱胃消，可予黃連丸（黃連6g、生地黃30g）。

下消多為勞欲過度的腎虛所致，所以又稱腎消，可予六味地黃丸。陰虛日久，損陰及陽，見有肢寒畏冷等陽虛諸症者，應酌加附子、菟絲子、龍骨等。

現代人往往病機複雜，如上消與中消並重，肺胃燥熱，可予白虎湯合增液湯；氣陰兩虛，可予祝諶予的降糖對藥方（黃耆30～50g、生地黃30g、蒼朮15g、玄參30g、葛根15g、丹參30g）；肝鬱腎虛，可予一貫煎；血瘀阻滯，可予祝諶予的降糖活血方（木香10g、當歸10g、赤芍15g、益母草15～30g、川芎10g、葛根15g、丹參30g、蒼朮15g、玄參30g、生地黃30g、黃耆30g）。

本例病人汗多氣短，是氣陰兩虛之證，但近1週大便乾燥，兼有胃熱之象，故以清熱為主，少佐滋陰。二診時熱象稍減，去石膏、知母、黃芩，加黃耆、山藥，進14劑。期間患者多次複查血糖，最低時為9.5mmol/l，曾回升至11mmol/l，但總體呈緩慢下降趨勢。三診時熱象已

無，予降糖對藥方30劑。該方黃耆補中益氣，配伍生地黃滋陰涼血；蒼朮燥濕健脾，因其溫燥，故配伍寒潤之玄參。其中黃耆、蒼朮補氣健脾，生地黃、玄參滋陰固腎，又是以脾腎為重點，從先天和後天入手，扶正培本。另有丹參配伍葛根活血化瘀、祛瘀生新。此後患者血糖控制在8mmol/l左右，其家屬再三對我表示感謝，我以此方做水丸囑其長期服用，且每週服用兩劑扁鵲三豆飲（週二、週六）。扁鵲三豆飲為黑豆、綠豆、赤小豆各一兩。雲南已故中醫學家戴麗三先生對此方十分重視，認為其具有滋養之功，但滋而無滯，雖清熱解毒，但清而不伐。

有的醫生治療消渴時不敢用甘藥，認為甘藥有升糖的作用，我以前也不用甘藥，有一次二診時隨手加了味天花粉，天花粉不僅微甘，還被科學家「證明」有升糖作用（科學家將天花粉提取液注入家兔體內，對家兔的血液化驗後，發現肝糖原和肌糖原均有所上升）。結果三診時患者回饋血糖非但沒升，反而降得很好。

其實天花粉自古以來就是很好的降血糖藥，《本草綱目》中說：「栝蔞，其根作粉，潔白如雪，故謂之天花粉……味甘微苦酸，酸能生津，故能止渴潤枯……為消渴要藥。」這件事使我堅定了「有是證即用是藥」，在清楚辨證的情況下謹慎配伍，是保證療效的不二法門。

　　附：李祥舒老師審閱本章時指出，「三多一少」多見於1型糖尿病，2型糖尿病則不明顯，因此需定期體檢。

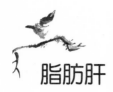

脂肪肝

劉某某，男，25歲。

主訴體檢查甘油三酯2umo1/1，谷丙轉氨酶54U/1，超音波顯示肝臟均勻增大、回聲不均，考慮脂肪性肝病。肝區隱痛，腹部肥滿鬆軟，疲勞困倦。食慾不振，偶有噁心想吐，有痰，多夢易醒。舌紅苔白膩，舌下瘀，脈弦滑。

【方藥】

法半夏9g　竹茹10g　麩炒枳實6g　茯苓10g

陳皮6g　丹參10g　生山楂10g　荷葉10g

30劑。

留藥渣睡覺前再煎浴足。

◇醫話：

　　脂肪性肝病就是脂肪肝，目前在我國已成為僅次於病毒性肝炎的第二大肝病。此症屬於中醫脅痛、積聚範疇，飲食不節，脾失健運，濕濁積聚，土壅木鬱，肝失疏泄，引脅作痛，西醫也認為不健康的飲食習慣是引起脂肪肝的主要原因。

　　本例患者是典型的痰濕證，濕濁積聚、痰濁瘀阻，應

以痰濕主方二陳湯燥濕化痰、理氣和中,因其兼有眠差,是痰熱擾動,故選由二陳湯化裁而來的溫膽湯清熱燥濕、寧神化痰。所謂溫膽,並非溫寒。《醫方集解》中說:「痰火擾之則膽熱,而諸病叢生矣,非因膽寒而與之為溫也,正欲其溫而不熱,守其清靜之故也。」方中以半夏為君,燥濕化痰、降逆和胃,臣以竹茹,清熱除煩。善治痰者,當先治氣,故佐以茯苓、陳皮、枳實健脾行氣。

本方雖無一味安神之品,但凡痰熱擾動所致之煩躁不寐者,用之必有良效。此外,於方中加丹參、山楂活血消積,荷葉升陽利濕,且山楂、荷葉均具降脂減肥之效。冰凍千里非一日之寒,治之亦非一日之功,是以本方藥量較少但療程較長,乃緩緩圖之。

關幼波先生認為,本病以疏肝利膽、健脾和胃、活血祛瘀、化痰散結為大法,臨床以辨證為要點。若呈明顯濕熱之象,可予龍膽瀉肝湯合茵陳蒿湯加減;若呈氣鬱之象,可予柴胡疏肝散加減。脅痛日久,肝腎陰虛,可予一貫煎加減。

附高血脂案:血脂高者易發脂肪肝,但脂肪肝患者的血脂不一定高。近日治一高血脂患者,另附處方於此。枸杞子10g、製何首烏10g、銀杏葉10g、葫蘆茶30g、金銀花10g、茵陳15g、梅花6g、丹參10g。

舉凡代謝失常之症,大多本虛標實,故此方寓補、瀉、活於一體。其中葫蘆茶為不常用中藥,性涼,功效清熱燥濕,無芩、連、柏之輩苦寒伐胃之虞。

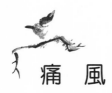

痛 風

王某，男，24歲。

主訴尿酸637umo1/1，右手拇指、中指明顯腫痛，不願服秋水仙鹼，擬求中醫藥治療。大便乾，小便黃。舌紅苔黃膩，脈弦滑數。

【方藥】

粉萆30g　澤瀉10g　雞血藤15g　赤芍10g　金銀花15g　忍冬藤15g　連翹10g　白茅根15g　木瓜10g　松節12g　酒大黃6g　川牛膝10g　薑黃6g　薏苡仁15g

3劑。

◈醫話：

痛風是近幾年的常見病，本好發於中老年男性，如今年輕患者亦不在少數，但男性仍多於女性，可能與男女不同的代謝特性有關。

現代醫學認為，長期過食高嘌呤食物，機體產生的尿酸鹽過多，超出了正常的代謝量，尿酸鹽沉積於結締組織、骨骼關節及腎臟等部位，是本病的成因。

血尿酸值是診斷痛風的重要指標，尿酸高於420umo1/1，即為高尿酸血症，關節疼痛伴高尿酸血症，則應

考慮痛風。痛風患者除了反覆發作的關節疼痛外，一旦形成痛風石，會導致肢體畸形，進而壓破潰爛，難以癒合。秋水仙鹼是西醫治療痛風的主要藥物，可迅速緩解發作期的劇烈疼痛，但僅為緩解劑，且毒性較大。傳統醫學對痛風的研究歷史悠久，如滋陰派創始人朱丹溪先生的上中下痛風方、《醫宗金鑒》中的加味蒼柏散，其中加味蒼柏散雖然寫著治濕熱腳氣，但很多學者認為古之腳氣即今之痛風發於下者。筆者由閱讀大量前人著述，將痛風的證型整理總結為濕熱壅阻、陽虛寒凝、痰瘀阻絡三類。

　　濕熱壅阻最為常見，風濕熱邪壅阻經絡，患處紅腫熱痛，晝輕夜重，得冷緩解，多伴有發熱，大便或乾或溏，小便赤黃，舌紅苔黃膩，脈弦滑數，可予王玉章教授的歷節煎加減（川萆薢、澤瀉、雞血藤、赤芍、忍冬藤、連翹、白茅根、木瓜、松節、酒大黃、川牛膝）。

　　歷節風亦是痛風的別稱，我於方中加金銀花配忍冬藤、連翹清熱解毒，薑黃配雞血藤、牛膝活血止痛，薏苡仁配萆薢、澤瀉利水滲濕，兼可健脾。方中大黃瀉熱通便，酒製之後活血力強。患者服完藥後諸症得減，去大黃，加車前草10g，再進7劑，疼痛幾無。其後加減為粉萆薢15g、車前草15g、雞血藤15g、薑黃10g、忍冬藤20g、土茯苓20g、木瓜10g、松節15g，進20劑。其中松節又稱油松節，為不常用中藥，功效祛風除濕、活血止痛；忍冬藤清熱解毒之力雖不如金銀花，但另有活絡止痛之功，善祛經絡中的風濕熱邪。我囑患者少食動物內臟、豆類和豆製品、海鮮（淡水魚除外），不喝啤酒，患者告知

後來檢查生化，尿酸已降至472umol/1，且痛風未再發作。

陽虛寒凝型患處不紅不腫不熱，得溫緩解，多伴有肢寒畏冷，小便清長，舌淡紅苔薄白，脈緊，可予烏頭湯合黃耆桂枝五物湯加減。痰瘀阻絡型患處腫脹刺痛，多伴有腹部肥滿鬆軟，舌紫暗苔白膩，有瘀點，脈弦滑，可予二陳湯合桃紅四物湯加減。

痛風多為實證，但亦有不少患者兼見脾、腎不足，大抵代謝病多本虛標實，故處方時不可一味祛邪，亦不可過度西化，單純地用有促進代謝作用的中藥組方。

我學中醫尊經方、重時方，書中提到不少名老中醫驗方，不是因為我迷信名老中醫，而是對於一些專病，如果有用得熟的驗方，那麼在此基礎上加減要比直接用經方或時方加減的針對性更強。

其實無論基礎方是什麼，一個方子的優劣還是要看醫者如何運用，如本文將王玉章教授的曆節煎列為治療濕熱壅阻證的主方，並不是說王老師的方子是最好的，我後來看到朱良春教授的朱氏痛風湯、商憲敏教授的痛風定痛湯，方子也都很好，但既然最先接觸到的是曆節煎，而且用得還算順手，於我個人而言就沒必要輕易更換。

附：筆者根據王琦教授治療肥胖與代謝綜合徵的主方加減製成水丸治療高尿酸症，具體為黃耆100g、肉桂30g、麩炒蒼朮100g、荷葉100g、茯苓100g、澤瀉100g、山楂100g、海藻100g、薑黃100g、土茯苓150g、萆薢100g、蠶沙100g，一日2次，一次6g。余一年來以此法共治療4人，並囑兩個月後複查生化，4人的尿酸均有下降。

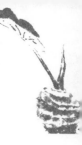

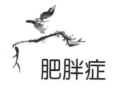

肥胖症

蘆某，男，23歲。

BMI28，尿酸450μmo1/1，腹部肥滿鬆軟，疲勞困倦，便溏，舌淡苔白膩、有齒痕，脈沉。

【方藥】

生黃耆15g　生白朮15g　肉桂5g　麩炒蒼朮10g

赤茯苓15g　澤瀉10g　萆薢15g　荷葉20g

法半夏10g　海藻15g　生山楂15g　製何首烏20g

枸杞子15g

30劑。

◈ 醫話：

有人說，脫髮和肥胖是困擾年輕人的兩大難題。胖，是個老生常談的話題，網路上常說的「過勞肥」「壓力肥」「熬夜肥」其實都可以在中醫學裡找到對應的證型。

如過勞肥可以對應為氣血虛弱型，其中又以氣虛者占大多數。對於純虛無火者，我常用的是黃耆桂枝五物湯加減。壓力肥可以對應肝鬱氣滯型，常用的是柴胡疏肝散加減。熬夜肥對應陰虛內熱型，常用知柏地黃丸加減，亦有

陽虛水盛型，腎陽溫煦無力，則水泛濕盛，可予真武湯合苓桂朮甘湯加減。

能吃而胖者，多是胃熱食積型。胃熱，故多食善饑，多食則易有積滯，可予保和丸加減。常有人問我「過午不食」有沒有道理，過午不食是出家人的戒律，有的典籍裡又稱 「不非時食」，意思是不在不該吃飯的時候吃飯。

古人日出而作、日落而息，午時過後雖然仍以陽氣為盛，但陽始消、陰始長，應由動轉靜，由化轉收（生長化收藏）。現代人往往半夜12點才開始休息，如果下午1點以後就不吃東西了，那麼會有很長一段時間要處在饑餓的狀態下，過饑和過飽都是不健康的狀態。所以如果半夜12點才休息，我個人認為9點左右吃一些好消化的食物是沒有問題的。

有些人吃得不多但仍然很胖，俗話說「喝水都長肉」，如果兼有神疲乏力、肢體困重、舌淡苔白膩、脈濡滑，多是脾虛痰濕證，嚴重者還會浮腫。脾虛痰濕在肥胖症患者中是一個占比很大的證型，脾氣虛損則運化失司，濕熱痰濁內聚則發為肥胖，可予王琦教授的益氣輕健湯加減（生黃耆60g、肉桂10g、製蒼朮30g、冬瓜皮30g、乾荷葉30g、茯苓30g、澤瀉20g、生山楂15g、昆布30g、海藻20g、薑黃10g、生蒲黃10g），此方兼具益氣溫陽、化痰祛濕、消食祛瘀之效。

本例病人即是明顯的痰濕體質，故以此方加減：患者無血瘀之證，去薑黃、蒲黃；尿酸偏高，易冬瓜皮為萆薢；海藻、昆布皆苦寒之品，患者脾虛濕盛而熱不顯，故

易昆布為半夏；黃耆用量獨重，久服恐有不適，故減量並配以白朮；何首烏、枸杞子經現代藥理學研究，均有減肥消脂之效，中醫看來又具補益之功。

肥胖症屬外寒內熱、表裡俱實者，還可以用防風通聖散加減。中醫有句話叫「有病無病，防風通聖」，就是說這個方子既可以治很多病，也可以作為無病時防病的方子。現在醫院和藥店裡有賣中成藥防風通聖丸，或者防風通聖顆粒，配合不同的藥可以治感冒、便秘、蕁麻疹等，但現在很少有人將防風通聖作為防病的保健品了，因為丸藥和顆粒藥的藥量都比較大，沒病的情況下不能吃那麼多，尤其是大黃和芒硝的量，如果常服防風通聖散中成藥的話會導致腹瀉。

很多人以為中醫治療肥胖症就是用大黃、番瀉葉之類的瀉下藥，實則不然。瀉下藥可能會由一時的腹瀉使體重減輕，但不從根本上改善體質、恢復代謝的話，馬上就會胖回來，而且用攻下藥把脾胃傷了後，脾氣虛損，還會越來越胖，所以真正的中醫從來都是慎用瀉下藥的。

你看我即使是針對積食的患者，也是用保和丸這類的消食藥，只有防風通聖散裡有少量的大黃和芒硝，而我開防風通聖散的時候還時常用相對緩和的蘆薈代替二者。澤瀉那味藥雖然有一個「瀉」字，但是絕對不會致瀉。這是滲濕治水腫的藥，是瀉水利小便之意。

我去日本的時候，同行的人就買了很多日本的藥，其中就有減肥藥防風通聖丸，殊不知這是我們自己老祖宗的成果。日本人將防風通聖散做成減肥藥，是因為發現防風

通聖散在治療感冒時有減輕體重的作用，卻不知有沒有深究機制、有沒有進行改良。

如果真的想用防風通聖減肥，應該去正規醫院請中醫師開具處方，在防風通聖的思路下，根據個人體質加減成有減肥作用的方子，這才是科學用藥，而不是不知變通地使用防風通聖散原方。

此外，辨證取穴施針也是很好的減肥手段。近年來埋線減肥非常火爆，但一定要在正規醫院請專人操作。取穴精準、操作得當才能有效刺激經絡，從而起到減肥治病的作用。適當拔罐也有助於減肥，尤其是根據個人的體質使用藥罐。除了內治、外治和飲食控制，體育鍛鍊也是非常重要的一環。

肥胖症患者首選長跑，可根據自身情況增加肌肉訓練。現在城市的空氣差了，很多人選擇去健身房。我第一次去健身房的時候，面對各式各樣的器械不知道該練什麼，後來在朋友的指點下制定了鍛鍊計畫。

體育鍛鍊也是門學問，比如肌肉訓練，姿勢稍微改變，發力的位置就不一樣，訓練的效果也就不一樣了。非專業人士去健身房前可以事先做些功課，市場上這類書很多，有一些軟體也很好用，經濟許可的朋友可以請私教一對一指導。

但要切記過猶不及，過度節食和鍛鍊也是錯誤的。曾遇一女子，為了減肥去做胃結紮，結果不但肥沒減掉，還把自己的消化系統給損傷了。而過度鍛鍊會給膝關節造成損傷，這種損傷往往是不可逆的。

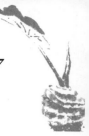

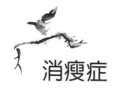

消瘦症

田某，女，30歲。

BMI16，形瘦面黃，食少納呆，大便溏、小便黃，舌紅苔白膩、有齒痕，脈濡。

【方藥】

麩炒白朮10g　炒黨參10g　茯苓10g　陳皮6g

焦山楂10g　六神麴10g　黃連3g　豆蔻6g

澤瀉10g　桔梗10g　廣藿香10g　炙甘草3g

炒白扁豆15g　蓮子10g　薏苡仁15g　山藥10g

焦麥芽10g　芡實10g　生薑3g

30劑。

◆醫話：

中醫認為，消瘦多為脾胃虧虛所致。脾胃虧虛，飲食不能化生氣血，肌膚失養，因而消瘦，故應平補脾胃之氣，予四君子湯，夾濕者予參苓白朮散，夾濕夾熱者予資生丸。

參苓白朮散是四君子湯加味而成，而滋生丸也可說是參苓白朮散加味而成。參苓白朮散有黨參、茯苓、白朮、

甘草、山藥、扁豆、蓮子、薏苡仁、砂仁、桔梗，除砂仁外，資生丸裡都有，且資生丸中的豆蔻功效與砂仁相近。多了黃連、澤瀉、藿香、山楂、神麴、麥芽、陳皮和芡實，清濕熱而消積滯。本例病人有濕熱之象，故以資生丸作湯劑。

王肯堂在《六科證治準繩》中說：「余初識繆仲淳時，見袖中出彈丸咀嚼，問之，曰：『得之秘傳，名資生丸，饑者服之飽，飽者服之饑。』因疏其方，猶不信其消食之功。已於醉飽後頓服二丸，徑投枕臥，夙興無停滯，始信此方之神。先恭簡年高脾弱，食少痰多，余齡葆攝全賴此方。」

饑者服之飽，飽者服之饑，可見此方有雙向調節作用。有些人對山楂、神麴、麥芽這類消食藥的理解有誤，覺得瘦人吸收本就不好，用消食藥把食物都給消化了，豈不是能吸收的就更少了？

其實消食藥主要消的是積滯，把積滯消化了，脾胃才能很好地消化。消食藥多有開胃之效，如肥胖案中用保和丸治胃熱食積證，有山楂、神麴、萊菔子三味消食藥，有些人覺得開胃後食慾大增，不利於減肥。開胃指的是開胃氣，增強脾胃的受納消化功能。何況中醫不太在意吃了多少，只要吃進去的都能消化就行。所以無論是消瘦還是肥胖，只要有積滯，就是不好的，就要用消食藥去消導。王肯堂說服資生丸要用淡薑水，所以我加了生薑。

本方亦可做膏方，清代御醫將其化裁為老佛爺資生健脾膏，載於《慈禧光緒醫方選議》，現代劑量為黨參60g、

炒白术45g、砂仁30g、木香30g、茯苓60g、陳皮36g、炒柏子仁45g、炒三仙各40g、山藥30g、厚朴30g、麩炒枳實36g、炙甘草15g，輔料為蜂蜜。

　　繆仲淳和王肯堂都是官宦之後，但他父親早亡，家道中落，少年時生活貧苦，體弱多病。繆仲淳17歲的時候得了瘧疾，久治不癒，無奈自行閱讀醫書，最終在《黃帝內經》「夏傷於暑，秋必瘧」的啟示下自治而癒。他遊歷四方，交友廣闊，著作頗豐。他曾參與張居正改革，加入東林黨，後被東廠追殺，直到魏忠賢失勢才倖免於難。

　　消瘦除脾胃虧虛外，還有可能是胃熱，過食辛辣，胃火熾盛，這類病人雖瘦，但吃的可不少，這是胃熱善消，予育陰煎。消瘦日久，還需考慮肝、肺、腎。寄生蟲、糖尿病、甲亢、結核等病也會引起消瘦，不可不知。

　　2018年冬，我以小建中湯做膏方為好友王某治療消瘦：桂枝300g、生白芍600g、生甘草200g、生薑300g、大棗600g、飴糖600g為輔料，每日2次，每次1袋，一舉改善了他的形體消瘦、面色蒼白、手足不溫、餐後不適和疲勞乏力。

　　有的大夫開小建中湯時，因其所在的醫療機構不備飴糖，便不用飴糖，這是不對的。小建中湯去掉飴糖是桂枝加芍藥湯，就不是小建中湯了。清代名醫汪昂說：「夫小建中湯之不用飴糖，猶桂枝湯之不用桂枝。」飴糖柔潤芳甘，最合脾土之德，是小建中湯的君藥。

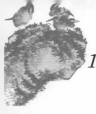
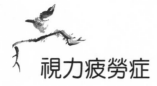

視力疲勞症

宮某某，男，27歲。

自覺雙目疲勞乾澀，曾自予日本參天眼藥水，2個月前症狀明顯，某三甲醫院眼科診斷為乾眼症，予卡波姆、聚乙烯醇治療6週，未有明顯改善。刻下神疲乏力，目赤。胃納可、常飲酒，大便溏、小便黃。雙手寸脈關脈弦滑，尺脈沉，舌紅苔白膩，有齒痕。

【方藥】

柴胡6g　酒當歸10g　生白芍10g　生白朮10g

茯苓10g　生甘草3g　牡丹皮10g　黃連3g

陳皮6g　菊花10g　枸杞子10g　澤瀉10g

桂枝6g　石菖蒲6g　紫芽薑3片（自備）

7劑。

◈醫話：

本例病人為肝鬱脾虛之象，故以逍遙散加減。肝鬱化火，應加牡丹皮、梔子，但明代名醫趙養葵認為梔子性下，應改為黃連，並加陳皮引經，清代名醫黃庭鏡對此頗為認同，將其寫入自己的《目經大成》，黃庭鏡師法養

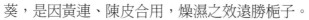

葵，是因黃連、陳皮合用，燥濕之效遠勝梔子。

　　菊花、枸杞子是常用於治療雙目乾澀的藥，菊花清肝明目，枸杞子滋補肝腎明目。傳統醫學認為肝開竅於目，又有目為五臟六腑之精氣，而腎藏精，所以治療眼疾多從肝、腎論治。

　　此外，韋氏眼科傳人韋文貴先生曾在著作中提出治療眼科疾病亦要重視脾胃，蓋東垣：「五臟六腑之精氣皆稟受於脾，上貫於目……脾虛則五臟之精氣皆失所司，不能歸明於目矣。」本例病人脾失健運，濕熱內蘊，清陽不升，則目失所養，故加澤瀉、桂枝，配茯苓、白朮，有五苓散利水滲濕、溫陽化氣之意，再加一味芳香化濕的石菖蒲開胃通竅。

　　逍遙散中本有一味生薑，此處改為紫芽薑，就是鮮薑，因其辛溫發散之力較弱，且另有疏肝解鬱明目之效。大部分醫院不備生薑，更別提鮮薑了，但很多賣菜的地方都有得賣。

　　我囑病人每日做眼保健操兩次。老版眼保健操有按睛明穴、按太陽穴、輪刮眼眶、按四白穴、按風池穴和乾洗臉，其中只輪刮眼眶一個動作就刺激了眼周的攢竹、魚腰、絲竹空、承泣、瞳子髎等穴位。

　　新版眼保健操取消了按睛明穴，是因為睛明穴離眼睛近，怕孩子們用髒手做眼保健操，造成感染，另外增加了按耳垂眼穴、腳趾抓地和按頭部督脈穴。

　　做眼保健操對保護視力、緩解疲勞是有效果的，我雙眼的視力至今保持在5.1，想必與我時常做眼保健操是

有關係的。我經常使用電子產品，有的時候也明顯感覺雙目疲累，王琦教授的弟子任曉娟博士為我針刺了睛明、魚腰、太陽、承泣諸穴後，明顯感覺有所好轉。

此外，我告訴病人，眼睛十分難受時，仍可使用聚乙烯醇滴眼液，這是滋潤劑，且是單支裝，單次用後即棄，藥品不會被污染。

至於其他的網紅眼藥水多含抗生素，且有防腐劑，還是不要擅自使用的好。滴眼時不要碰到眼睛，滴完運目9週，這也是緩解視疲勞的好辦法。

患者1週後回饋症狀明顯好轉，但偶爾仍有疲勞之感，上方易澤瀉為車前子10g，去桂枝，加製何首烏10g以養肝血。

跳出病例來看，視力疲勞屬肝經有熱者，可予涼肝明目散，肝血不足者可予芎歸明目丸，肝腎陰虛者可予湖南省名老中醫李傳課教授的明目地黃丸加減方（熟地黃12g、生地黃12g、枸杞子12g、桑葚12g、女貞子12g、山藥9g、牡丹皮9g、紅花6g），脾虛濕蘊者可予當歸芍藥散，陽虛血瘀者可予助陽活血湯，陽虛甚者合麻黃附子細辛湯。

保護視力要勞逸結合，少看電子螢幕，不得不看時螢幕不要調得太亮，不要在昏暗的環境下久看，更不要側躺著久看，多極目遠眺。出現近視、老花眼時，不一定是損傷或退化，先要考慮是不是臟腑出了問題。長期用眼的朋友可以用枸杞子、菊花和桑葉代茶飲，有黑眼圈的朋友可以用玫瑰、紅花、梔子、茯苓煎液外敷，也可選用網紅產

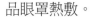

品眼罩熱敷。

此外，中醫也有滴眼液，叫撥雲錠，是昆明老撥雲堂的鎮店之寶，老撥雲堂與北京同仁堂、天津達仁堂（樂家老鋪）、杭州胡慶餘堂並稱四大堂。

附高眼壓案：朋友王某，此前因溢乳經餘湯藥治療1週，其後回饋症狀基本消失，唯平素眼壓較高，詢問能否醫治。我說眼壓是西醫的概念，我不太清楚，只在書上（《中國百年百名中醫臨床家叢書‧韋文貴》）看過升眼壓的案例（補中益氣湯），沒見過降眼壓的。此人除體檢發現眼壓較高外，餘無不適，我便讓她去東方醫院掛孫豔紅大夫的號。與此同時，我在網上查找中醫中藥調節眼壓的資料，找到一則苓桂朮甘湯降眼壓的訊息。我心想苓桂朮甘湯是治療脾虛水停的方劑，難道眼壓高是脾虛造成的嗎？帶著這個疑問，我翻看了教材（劉渡舟先生主編的《傷寒論講解》）。原來脾虛水停是桂枝去桂加茯苓白朮湯的病機，而苓桂朮甘湯的病機是氣上沖逆。水性沉降，本不應沖逆於上，而見沖逆者，多是肝氣上激使然，故用桂枝疏肝理氣。

我初讀此書時年紀尚輕，對很多不懂的地方不求甚解。所以對待好書，必須要多讀多思。後來這位朋友因為工作原因一直沒去就診，於是我依法開了茯苓20g、桂枝12g、白朮10g、甘草9g、決明子10g、車前子15g、牛膝10g。

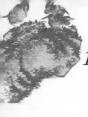

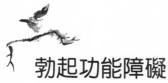

勃起功能障礙

郝某，男，40歲。

主訴陽痿3年，疲軟不堅，難以進入，曾自服六味地黃丸4個月，罔效。刻下肢冷汗出，腰膝酸軟，眠差易醒，偶有心悸，便秘，2～3日一行。舌紅苔白，舌下瘀，脈濡。

【方藥】

附子12g　乾薑9g　炙甘草9g　黨參30g

山茱萸10g　龍骨20g　牡蠣20g　磁石30g

丁香3g　丹參10g　全瓜蔞20g　薤白6g

43度白酒30m1（自備）

7劑。

◆醫話：

勃起功能障礙是西醫的病名，中醫稱陽痿。西醫男科是從20世紀70年代以後才開始快速發展的，此前只對陰莖、睪丸和精子有簡單的認識，研究和治療都遠不如中醫源遠流長，但陽痿一詞在有些場合說出略有不雅，所以我常用西醫的叫法，或稱ED（Erectile Dysfunction）。

　　本病是男科常見病，我將其分為痰濕困脾、濕熱下注、肝氣鬱結、瘀血阻絡、脾胃氣虛、腎陰虧虛、命門火衰和驚恐傷腎八個證型，如果不能對證下藥，那麼治療就是無效的，還有可能反受其害。本例病人是命門火衰證，但他自行用了治療腎陰虧虛證的藥，自然無效。

　　我所接觸過的陽痿病人多病在肝膽，而選此命門火衰證為例，是因此前應無醫家以破格救心湯治療陽痿，而病人服後諸症得減，是為特例，故述於此。

　　在很多人的印象中，陽痿是腎虛所致，所以六味地黃丸、金匱腎氣丸、五子衍宗丸賣得很好，很多帶有「鞭」「參茸」「補腎」之類字樣的保健品更是大行其道。

　　以前的人生活條件差，陽痿、不育多是虛證，現在生活條件好了，現代人還往往貪酒嗜肉、濫用滋補，所以陽痿屬腎虛者十之一二，屬實證者十之八九，中醫治病也要與時俱進，不能墨守成規。

　　其中痰濕困脾者多為脾失健運，濕邪內蘊，囚困脾土。脾主肌肉，痰濕困脾則形體肥胖、四肢乏力、宗筋疲軟，可予二陳湯加減。曾治一此證者，用二陳湯加地龍、僵蠶、牛膝各10g，兩週後顯效。

　　濕熱下注證者多為濕邪內蘊、鬱而化熱、下注宗筋，多有陰囊潮濕腥臭，可予龍膽瀉肝湯加減。

　　肝氣鬱結證者多為肝失疏泄、氣滯鬱結，多有情志抑鬱、梅核氣、胸悶等，王琦教授認為這一證型在陽痿患者中最為常見，可以用他的疏肝振痿湯（柴胡12g、枳殼10g、杭白芍15g、白蒺藜20g、合歡皮20g、丁香6g、蜈

蚣2條、乳香6g、九香蟲10g、炙甘草6g）或疏肝益陽膠
囊（蒺藜、柴胡、蜂房、地龍、水蛭、九香蟲、紫梢花、
蛇床子、遠志、肉蓯蓉、菟絲子、五味子、巴戟天、蜈
蚣、石菖蒲）。

　　無論是疏肝振痿湯還是疏肝益陽膠囊，我們可以發現
裡面都有很多活血藥。氣血不暢，阻於宗筋脈絡，亦可致
陽痿，當瘀血阻絡為主證時，多有刺痛，舌有瘀點，舌下
絡脈瘀張，可予血府逐瘀湯加減。

　　以上四種俱為實證，若單純脾失健運，無濕熱、痰濕
之象，即為脾胃氣虛證。經筋以氣血為本，氣血得脾胃運
化水穀之精微，所以說陽明主宗筋。若脾胃氣虛，失於健
運，則宗筋失養，多有疲勞乏力、少氣懶言、食少納呆，
可予九香長春飲。

　　此方見於《王琦男科學》，書中未寫明劑量，我用此
方時定為九香蟲10g、蜂房10g、黨參10g、黃耆10g、白朮
10g、茯苓10g、澤瀉10g、山藥10g、白芍10g、桂枝6g、
炙甘草3g。其中九香蟲健脾益胃、興陽起痿為君，故用量
獨重。蜂房10g是王琦老師的常用量，有人說蜂房10g超
量了，《中華人民共和國藥典》上的上限是5g，但我手上
的教材寫的是12g。

　　淄博市中心醫院孫立亭教授在《蜂房的臨床研究與應
用現狀》一文中寫道，蜂房水煎劑的用量至15g時，無明
顯不良反應，用至49g時，個別患者出現胃部灼燒感或嘔
吐，與甘草同用可減輕此不良反應。

　　腎陰虧虛證多見潮熱盜汗、咽乾顴紅、失眠多夢

等，我常予國醫大師路志正教授的沙苑清補湯：沙苑蒺藜12g、蓮子肉12g、芡實12g、生龍骨21g、生牡蠣21g、川黃連3g、大生地黃6g、梔子3g、麥冬9g、五味子6g。此方既固腎水，又息心火，坎離既濟，心腎交通。此證還可以用中成藥六味地黃丸，此方補瀉結合，配伍得非常好，但丸藥起效較慢，需持之以恆。

有的書上把左歸飲定為腎陰虧虛證的主方，我認為是不合時宜的。左歸飲去掉了六味地黃丸中的牡丹皮、澤瀉，適用於純虛無火者，但當下腎陰虧虛者多伴有虛火內擾，六味地黃丸已是底線，豈可不用牡丹皮、澤瀉？

命門火衰證多見肢寒畏冷，可予寒谷春生丹。本例病人陽虛寒盛，命門火衰，我先想到四逆湯；眠差易醒，我便想到龍骨、牡蠣；再加上黨參、山茱萸斂氣止汗，是不是有點像破格救心湯？破格救心湯裡還有磁石和麝香，其中磁石安神養腎，配伍丁香是治療陽痿的對藥。

磁石鎮益真精能守，丁香純陽走竄善行，二者搭配則精充氣暢、神祕陽興。磁石是礦物藥，易耗傷胃氣，但我們有30g黨參，且隨症加減，自是無虞。麝香功在開竅醒神，本例病人無須使用。

李洪淵大夫用破格救心湯時常加丹參，常合瓜蔞薤白白酒湯，而本例病人偶有心悸，舌瘀絡張，正好加丹參活血通脈；患者大便數日一行，瓜蔞仁潤腸通便；薤白通陽行氣，是治療胸痹之要藥。患者家裡有43度的紅星二鍋頭酒，我囑每次煎藥時加一小杯，三錢杯一杯約為15ml，當然是在不開車的前提下。中藥和西藥不同，吃頭

孢類抗生素不能喝酒，否則可能發生雙硫侖樣反應，但一些中藥反而是要加酒的，比如炙甘草湯用「清酒七升」，當歸芍藥散「酒和」。漢代一升相當於現代200ml，但古代的酒度數較低，現代不能用那麼多，否則煎藥時容易自燃。此外，每日配合艾灸關元穴。

患者再見到我時，說自己最明顯的改變是消失已久的晨勃又出現了，而且腿也不那麼涼了，大便稍有改善，但還是不能一天一次。此效果已出乎我之意料，此方名為破格救心，並非破格治痿，除了加一味丁香外，未出原方的化裁，但治療陽痿的效果顯著，可見中醫的精髓是辨證，不可拘泥於病名。

我沒有把破格救心湯作為我治療命門火衰證的主方，是因為破格救心湯純是溫裡一派，大補命門之火，但缺少補陽之品。溫裡藥、補陽藥各有所長，不可相互替代。寒谷春生丹既有溫裡之附子、肉桂，又有補陽之杜仲、仙茅、巴戟天等，更為全面。

驚恐傷腎證多因行房時受到驚嚇，或平素膽虛易驚，可予宣志湯，且伴侶的配合亦尤為重要。

此外，關於西藥萬艾可（偉哥），國醫大師鄧鐵濤教授是大力抵制的。他認為陽痿是身體出現偏頗後的一種自我保護，使用藥物強行令其勃起，是在透支自己的健康。猶如病馬跑不動了，主人不去醫治，而是猛施鞭打使之快跑，不死何待？馬死了還能夠另換一匹，器官壞了就不好辦了。

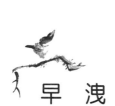

早 洩

黃某某，男，21歲。

主訴自初次性交起時間即小於1分鐘，嚴重時插入即射。有包皮，可正常翻露。偶有口舌生瘡，長年熬夜，潮熱多夢，小便黃，舌紅苔薄白，脈細數。

【方藥】

黃連3g　生地黃10g　當歸10g　甘草10g

茯神10g　酸棗仁10g　遠志6g　黨參10g

蓮子10g　天冬10g　熟地黃10g　黃柏6g

砂仁3g　延胡索10g　牡蠣20g　雞內金10g

30劑。

◈醫話：

早洩的病機與陽痿類似，所以治法大同小異。痰濕困脾者予二陳湯加減，濕熱下注者予龍膽瀉肝湯加減，肝氣鬱結者常予逍遙散合四逆散加減，瘀血阻絡者予血府逐瘀湯加減，脾胃氣虛者予九香長春飲加減，腎陰虧虛者予二地鱉甲煎加減，命門火衰者予寒谷春生丹加減。

大同是指選方思路相同，小異則是具體加減有異。

如肝氣鬱結型陽痿也可以用逍遙散合四逆散加減，疏肝振痿湯中的柴胡、枳殼、白芍、甘草就是四逆散，但疏肝振痿湯加了芳香走竄、活血起痿之品，就成了治療陽痿的專方。同樣是脾胃氣虛證，治療早洩時可以加入收澀固精的金櫻子。

腎陰虧虛證的主方改為二地鱉甲煎，是因為我在本節中將陰虛火旺、心腎不交單列為君相火旺證，而單純腎陰虧虛或陰虛火旺者用二地鱉甲煎更為適合。

手淫過度者多陰虛火旺，手淫本身無害，但頻率較高、方法不當就有害健康了。

我治陽痿時曾要求一些病人每天記錄睡眠時間、晨勃情況和射精次數，發現大部分人射精後的休息時間往往要比不射精時長，由此觀之行房或手淫確實對身體有所消耗。除了心腎不交，我還加了心脾兩虛、濕熱腎虛兩型，另將驚恐傷腎證改為心膽氣虛證。

早洩病人少有突然遭受驚嚇所致，多為平素膽虛易驚，所以更名為心膽氣虛更為恰當。

本例病人屬君相火旺，君火即心火，腎水不足，心火上炎就是心腎不交。相火則寄於肝、腎諸臟腑之內，腎陰虧虛、陰不制陽則虛火妄動，君火與相火相合就是君相火旺。

《射雕英雄傳》中梅超風問馬鈺「鉛汞謹收藏」是什麼意思，馬鈺說鉛體沉墜，以比腎水；汞性流動，而擬心火。鉛汞謹收藏就是說固腎水、息心火，修習靜功方得有成。

　　不只是練氣功，治療君相火旺型早洩的方法也落在「固腎水、息心火」這六個字上，我們用黃連清心飲合三才封髓丹加減。牡蠣平肝潛陽、收斂固澀，助茯神、酸棗仁、遠志安神定志，雞內金健胃消食、固精止遺（患者有吃夜宵的習慣）。

　　患者此前曾諮詢西醫，告知是龜頭過於敏感所致，這個說法也是對的。

　　早洩和陽痿一樣，單純腎虛所致者十之一二，其中龜頭敏感和心理因素占了一半。

　　對於龜頭敏感，西醫的辦法一個是包皮環切術，再狠一些就是陰莖背神經阻斷術。

　　包皮環切術好理解，失去了包皮的保護，龜頭長期和內褲摩擦，敏感度自然會下降。如果龜頭不能翻露，確實可以行包皮環切術。陰莖背神經阻斷術是切斷部分陰莖背神經以降低敏感度，這種手術一旦失誤，患者可能再無快感，所以存在很大爭議。

　　現代研究表明，中樞神經系統5-羥色胺是射精控制的關鍵抑制性神經遞質。北京東方醫院賈玉森教授認為，龜頭過於敏感者多君相火旺，對應的中藥方劑可升高5-羥色胺，從而延緩射精。如此一來，不用行有創手術也可以降低敏感度。

　　這是中醫的整體觀，不單單考慮局部，而是由調節中樞來治療因陰莖過於敏感導致的早洩。

　　肝氣鬱結、心膽氣虛都屬於心理因素，心膽氣虛者可予十味溫膽湯加減，此方較溫膽湯多了黨參、熟地黃、五

味子益氣養血，酸棗仁、遠志寧心安神，現代中醫學家蒲輔周先生對此方頗有讚譽。

此外，心脾兩虛型多予歸脾湯加減，濕熱腎虛型可予國家級名老中醫徐福松教授的萆菟湯加減：粉萆薢15g、菟絲子10g、茯苓10g、車前子15g、澤瀉10g、牡蠣20g、杞子15g、川續斷10g、山藥20g、沙苑子10g、丹參20g、石菖蒲3g、黃柏6g、甘草3g。

還有很多外用的方子可以治療早洩，鍛鍊腰部肌肉和做提肛動作亦有輔助之效。

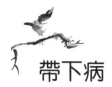

帶下病

王某，女，39歲。

主訴帶下色褐，伴腰膝酸軟，舌紅苔白膩，脈濡數。

【方藥】

炒山藥30g　麩炒芡實30g　鹽黃柏6g　酒車前子5g

白果10g

4劑。

◆醫話：

　　帶下病多為白帶，黃帶、赤帶亦有之，傅青主先生將帶下分為白、青、黃、黑、赤五色，褐色雖不屬五色之一，但以舌脈、症狀而言，是陰虛濕熱之證，這點與黃帶相似，故予治療黃帶的易黃湯。原方中車前子的用量是一錢，但根據現代用藥習慣，一錢恐怕難以奏效，故改為5g；白果十枚，一枚約為1g，故予10g。

　　此方用藥雖少，但配伍精妙，山藥、芡實補益脾腎，黃柏、車前子清熱利濕，白果收澀止帶。

　　患者服完後回饋帶下基本止住，且顏色變淺，我另予完帶湯加減收尾：土炒白朮10g、炒山藥10g、黨參10g、

酒白芍 10g、酒車前子 10g、麩炒蒼朮 10g、生甘草 6g、陳皮 6g、荊芥穗 10g、柴胡 6g、鹽知母 10g、鹽黃柏 6g、生地黃 10g、熟地黃 10g、枸杞子 10g，7劑。

完帶湯是治療白帶的專方，「夫帶下俱是濕證」，黨參、白朮、山藥、蒼朮、甘草健脾燥濕，柴胡、白芍、陳皮疏肝理氣，荊芥、車前子啟上導下、祛風滲濕。

我治帶下病時不將帶下顏色作為辨證的唯一標準，仍然遵循中醫四診合參、辨證施治的根本原則，如脾虛濕盛者予中日友好醫院許潤三教授的健脾止帶方：白朮 50g、澤瀉 10g、女貞子 20g、烏賊骨 25g，濕熱內蘊者予易黃湯，火熱盛極者予利火湯，腎陰虧虛者予知柏地黃丸加減，陽虛寒凝者予《女科切要》中的內補丸，肝鬱氣滯者予丹梔逍遙散加減。

帶下的「帶」是帶脈之意，因帶脈不能約束而有此病。《倚天屠龍記》中胡青牛說「十二經和奇經七脈，皆上下周流。唯帶脈起小腹之間（少腹之側）、季脅之下，環身一周，絡腰而過，如束帶之狀……」，這是李時珍《奇經八脈考》中的內容。

我對帶脈的理解很是淺薄，只找得到帶脈穴，針灸此穴可調經止帶、變理下焦。

傅青主先生說：「帶脈者，所以約束胞胎之系也。帶脈無力，則難以提系，必然胎胞不固，故曰帶弱則胎易墜，帶傷則胎不牢。然而帶脈之傷，非獨跌閃挫氣也，或行房而放縱，或飲酒而癲狂，雖無疼痛之苦，而有暗耗之害。」足見帶脈之重要。

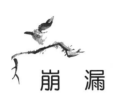

崩　漏

霍某，女，23歲。

主訴子宮出血十餘日，量多，西醫予止血藥，並言三
日後不止須手術清宮。清宮是傳統人工流產的辦法，
病人心中惴惴，在其弟的引見下求助於我。刻下出血
量多、顏色深紅，口乾喜飲，煩躁失眠，舌紅苔黃，
脈滑數有力。

【方藥】

黨參30g　當歸10g　茜草10g　棕櫚10g

仙鶴草15g　生地黃30g　赤芍10g

1劑。

◈醫話：

　　本例病人求治心切，故不予龍骨、海螵蛸等難煎之
品，並針刺氣海、關元，艾灸隱白，20分鐘後停灸起針。
病人血海太熱，故用生地黃、赤芍、茜草、棕櫚、仙鶴草
涼血止血，因其有熱極傷陰，故其用中生地黃養陰；黨參
補脾氣以統血；當歸補中有活，使止血而不留瘀。很多止
血藥也都有活血化瘀的功效，止血不留瘀、治病不留弊，

這是中醫的優勢。

6個小時後，其弟微信告知患者崩漏之勢大減，我另予黨參20g、當歸10g、龍骨20g、牡蠣20g、海螵蛸10g、生地黃20g、白芍10g、茜草10g、續斷10g，14劑。

中醫治療崩漏頗有良效，余曾治一患者，崩漏淋漓長達半年，僅服1劑就基本止住，但若用藥不當也是貽害無窮。余一友人之母亦有崩漏之證，因年過四十，恐久漏之下氣血虧虛，又見血紅蛋白確有低下，便請醫師加用補血的中藥。醫師處方歸脾丸，豈知服後崩漏更盛。

料想友人之母之崩漏與本例病人應屬同證，血海既熱，治宜涼血，豈可再用當歸、龍眼等性溫之藥。此西醫不明中醫醫理，只知歸脾丸健脾補血，卻不知補有峻補、滋補、平補、清補、溫補之分。

我將崩漏分為氣虛、陰虛、陽虛、血熱、血瘀、氣鬱六個證型，氣虛者予固沖湯，陰虛者予四物龜甲湯。四物龜甲湯即四物湯加龜甲，崩漏日久、血虛及陰，但用四物湯加龜甲養陰和血，處方簡單、功宏力專。這是我在雜誌上看到的一則醫案，醫師見患者久病體虛，恐難以承受藥力，僅以四物湯加龜甲治療，但效如桴鼓。

陽虛者予大補元煎，血熱者予清熱固精湯，血瘀者予逐瘀止血湯，氣鬱者予平肝開鬱止血湯。

艾灸隱白可以調經統血、疏肝健脾。情勢較急者可嚼服人參片，血熱者可用西洋參片。

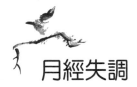

月經失調

陳某某，女，30歲。

主訴月經量少2年，1～2日即止，下血紫黑，痛經。

經前煩躁，面紅，便秘，頸部僵痛。舌紫暗，苔白膩，有齒痕，舌下瘀，脈實。刻下距末次月經22天。

【方藥】

葛根12g　麻黃9g　桂枝6g　生薑9g　炙甘草9g

白芍12g　大棗12g　桃仁9g　熟大黃12g　芒硝12g

5劑。

◈ 醫話：

此方為葛根湯合桃核承氣湯，患者強調自己頸部僵痛，加之不愛出汗，故用葛根湯；舌象血瘀，加之便秘，故加桃仁、熟大黃、芒硝配桂枝、甘草成桃核承氣湯。葛根湯即桂枝湯加葛根、麻黃，與桂枝加葛根湯同治太陽病兼「項背強」，區別在於是否有汗。葛根湯用途廣泛，對月經不調、痛經、多囊卵巢綜合徵都有不錯的效果。

《傷寒論》第32條說，太陽與陽明合病者，必自下利（葛根湯主之）。

本例病人沒有下利，而是便秘，我們用瀉熱攻下的桃核承氣湯與之配合。此外，針刺氣海、氣穴、大赫、三陰交、太衝、合谷，氣穴、大赫分別在臍下三、四寸，前正中線旁開半寸的位置。

方中因有大黃、芒硝，我囑病人若大便次數明顯增多，可改為2日1劑。這個方子是找東直門醫院國際部的李玉峰主任抄的，李主任強調務必要飯後服用，以免瀉下伐胃。患者5日後回饋大便舒暢，好久沒有解得這麼痛快了，所以雖然大便次數增多，但不曾減藥量，我說這就是大黃、芒硝推蕩積滯之功。桃核承氣湯瀉下逐瘀力強，我一般不用。郝萬山教授以此方治療躁狂症、抑鬱症和精神分裂症屬太陽蓄血證者，效如桴鼓。

此時月經仍未至，舌紫稍減、苔白稍膩，脈同前，我另處方葛根12g、麻黃9g、桂枝6g、生薑9g、甘草9g、白芍40g、大棗12g、當歸9g、川芎20g、茯苓12g、澤瀉20g、白朮12g，5劑。這是葛根湯合當歸芍藥散，當歸芍藥散有養血調肝、健脾利濕的功效，患者的苔是白膩的，所以用茯苓、澤瀉、白朮健脾祛濕，當歸、白芍、川芎補血下血。

我在便秘案中提過當歸芍藥散，此方還是古代的安胎藥，能治胎位不正。我囑患者若有月經來潮，即停藥。

沈氏女科第十九代傳人沈紹功先生在《六百年沈氏祛病絕學》一書中介紹，沈氏調經無論經前、經中、經後都需用藥，經前調氣、經期調血、經後調腎，其中經前指的是身體有反應但未見紅那幾天。我對經期用藥這點不大

認同，女子經期體弱，難以承受藥力，傷科針灸尚且不動傷側動對側，所以施針用藥都應在出現反應之前。即使要用，也應選丹參、雞血藤一類，慎用桃仁、紅花、水蛭、虻蟲等。但沈氏調經重調肝腎的思路非常值得我學習，女子以肝為本，調肝應貫穿調經全程，而我遇過五十多歲還沒絕經的朋友多腎氣充盈。沈氏調腎或用杞菊地黃丸，或用艾附暖宮丸。李成衛老師說，沈師所云杞菊地黃丸由枸杞子、菊花、生地黃、當歸（或黃精）、杜仲、桑寄生、石菖蒲、鬱金八味藥組成，並非市售之杞菊地黃丸。

患者服盡5劑後月經來潮，痛經大有緩解，經量略有增加，經期仍短。我處方當歸60g、白芍320g、川芎160g、茯苓80g、澤瀉160g、白朮80g、白酒140g，做水丸，一日3次，一次10g，午、晚飯後一小時及睡前一小時服。

我本來沒學過婦科，後來問的人多了，試著開過幾個方子，效果都還不錯，同時也買了《錢伯煊婦科醫案》學習。錢老的書個案多，論述少，看得不甚明瞭，後來又買了柴嵩岩教授的書，又看了很多大家的經驗集中關於婦科的論述，還看了《傅青主女科》，始窺婦科之門徑。

我本擬將月經先期、月經後期、月經先後不定期、月經過多、月經過少各寫一案，但思前想後，覺得月經病種類雖多，但總歸「辨證施治」四字，因此歸為月經失調一案。

我將月經失調分為氣虛、血虛、氣鬱、血瘀、寒凝、血熱和痰濕阻滯七型。

氣虛型多月經先期、量多、色淡，可予補中益氣湯加減。

血虛型多月經後期、量少、色淡，可予歸脾湯加減。王琦教授的九種體質中沒有血虛，血虛證者多面色萎黃、唇甲色淡，舌淡嫩、少苔，脈細弱或虛數，偶有頭暈心悸。

氣鬱型多月經先後不定期、色黯紅、有血塊，可予丹梔逍遙散加減。

血瘀型多月經後期、量少、色黯紫、血塊多，可予血府逐瘀湯加減。

寒凝型多月經後期、量少、色黯、有血塊，可予溫經湯加減。《金匱要略》和《婦人大全良方》中均有溫經湯，二者同中有異，同的是皆有當歸、川芎、人參、牡丹皮、甘草，異的是《金匱要略》中多了吳茱萸、白芍、桂枝、阿膠、生薑、半夏、麥冬，《婦人大全良方》中多了肉桂、莪朮、牛膝，可見前者長於溫裡補虛，後者長於活血祛瘀。《金匱要略》中的溫經湯可以說是宮廷劇裡的坐胎藥，能溫中散寒、調經助孕，日本的大塚敬節先生發現其尚有治療手掌皸裂之效。

血熱型多月經先期，且週期長，可予兩地湯加減。

痰濕阻滯型多月經後期、量少，可予芎歸二陳湯加減。

以上七型為典型證型，臨證需隨機應變。還有黃連阿膠湯、定經湯、定坤丹、八珍益母丸、艾附暖宮丸、六味地黃丸等，都是我治療月經病的常用藥。

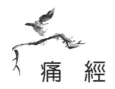

痛 經

嚴某某，女，30歲。

主訴痛經十年許，經期下腹冷痛，遇熱則減，工作時需服日本EVE止痛藥（主要成分為布洛芬）。經量少、色暗、有血塊，手足不溫，納差。舌暗苔白潤，脈沉緊。刻下距末次月經18天。

【方藥】

麻黃5g　桂枝10g　生薑10g　牡丹皮10g

附片10g　製吳茱萸5g　鹽橘核10g　川芎10g

醋延胡索10g　薑半夏10g　黨參15g　炙甘草10g

大棗30g　當歸10g　熟地黃15g　生白芍10g

麥冬20g　胡蘆巴10g

7劑。

◈醫話：

月經失調和痛經都是女性常見病，二者病機類似，常同時出現。我將痛經分為氣鬱、血瘀、寒凝、濕熱瘀阻、氣血兩虛、肝腎虧損六型，其中氣鬱血瘀、寒凝和肝腎虧損最為常見。

我們都知道通則不痛、痛則不通，氣鬱、血瘀都屬於不通，多見經期或經前下腹脹痛、拒按。氣鬱明顯者用柴胡疏肝散加減，血瘀明顯者用血府逐瘀湯加減。

寒凝者多見經期或經前下腹冷痛，遇熱則減，可用溫經湯加減。

本例病人用的就是溫經湯，此方配伍精妙，牡丹皮、半夏和麥冬都用得非常好，我尤為推崇。因患者經期將近，我酌加了幾味藥以顯其效。其中麻黃發汗力強，助桂枝、生薑溫散寒邪，生薑以煨熟者為最好。

患者不愛出汗，我囑其溫服此藥後儘量不要外出，居密室，避風寒，使微出汗。附子溫一身之陽氣，助吳茱萸散寒止痛。

我認為寒凝證必須用溫裡藥，四逆散和當歸四逆湯雖然也是名方，但都不如溫經湯好用。

我認識一位女性朋友，也是痛經寒證十餘年，在某私人診所中藥調理經年而不見效。此人三伏天在太陽下仍全身寒冷、觸之冰涼，在我所遇之寒證病人中為最甚，我料想她藥中必有薑、附之輩，但把方子拿來一看，俱是人參、當歸、鹿茸等補虛之品，但求無過、不求有功，難怪經年不癒。

延胡索是止痛之要藥，助川芎活血祛瘀。胡蘆巴溫陽止痛，橘核理氣止痛，大棗益氣和胃。阿膠昂貴，我用熟地黃代替，且該藥與當歸、白芍、川芎成四物湯。我加補陽藥葫蘆巴，原是從《中藥學》教材上選的，後來看到燕京蕭氏婦科有個治痛經的葫蘆巴丸加減方，更以葫蘆巴為

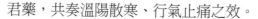

君藥，共奏溫陽散寒、行氣止痛之效。

我一般用溫經湯的劑量是吳茱萸5g、附子10g、當歸10g、川芎10g、酒白芍10g、黨參10g、桂枝10g、熟地黃10g、生薑10g、牡丹皮10g、炙甘草10g、法半夏10g、麥冬20g。

若要守十八反，可用肉桂代替附子。十八反第一句是「半蔞貝蘞及攻烏」，是說烏頭反半夏、瓜蔞（包括天花粉）、貝母、白蘞和白及。

附子是毛茛科多年生草本植物烏頭子根的加工品，所以《中華人民共和國藥典》規定附子與中藥烏頭均不可與上述藥物同用。附子長於補陽逐寒，烏頭長於祛風通痹，二者自不相同，禁忌又怎能「一視同仁」呢？

其實附子配半夏古來有之，如醫聖張仲景的附子粳米湯、藥王孫思邈的大五飲丸、《太平惠民和劑局方》中的十四味建中湯，都是附子與半夏同用，當代許多大家也公開駁斥過附子反半夏之說。現今只要有醫師的雙簽字，大部分藥房均予調劑。

十八反固然是先輩們總結的經驗教訓，但也要辯證地對待，況且還有相反相激、相反相成之說。當然，這些都需要建立在基本功紮實、臨床經驗豐富及做了大量科學實驗的基礎上。本人經師長教誨，僅敢同用附子、半夏，其餘禁忌無不遵守。

濕熱瘀阻者多見經期或經前下腹脹痛，連及腰骶，且有下墜感，可用清熱調血湯合四妙丸加減。氣血兩虛者多見經後下腹隱痛、喜按，可用聖愈湯加減。肝腎虧損者多

見經後小腹隱痛、腰骶酸痛，可用調肝湯加減。

我曾帶朋友去袁尚華老師的門診看痛經，袁老師說：「我教你一招，針刺小腿上的足太陰脾經，效果非常好。」

我說：「腿上的穴位我找不太準，只能找到陰陵泉和三陰交。」

袁老師說：「你沿足太陰脾經按下來，找壓痛點就行了。」

足太陰脾經在小腿上有四個穴位，依次是陰陵泉、地機、漏谷和三陰交，地機和漏谷都在陰陵泉和三陰交的連線上。此外還可以針刺關元、中極和太衝。

幫我校對書稿的金悅婷同學在做一項用嗅法治療痛經的研究，如果研發成功可以批量生產的話會幫助到很多的人。

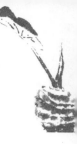

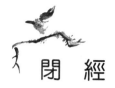 閉　經

李某，女，16歲。

主訴月經半年未行（初次月經14歲），形體肥胖、神疲肢倦，易生氣，偶有頭暈胸悶。某院中醫科開血府逐瘀口服液兩週，服之罔效，加服黃體酮膠囊，亦罔效。舌淡胖，苔白膩，脈滑。

【方藥】

麩炒蒼朮 10g　生白朮 15g　陳皮 10g　赤茯苓 15g

竹瀝半夏 10g　當歸尾 10g　黃芩 10g　桃仁 10g

水蛭 6g

5劑。

◈醫話：

　　女子年逾15周歲，月經尚未來潮，或月經來潮後又中斷6個月以上者，稱為「閉經」，前者稱原發性閉經，後者稱繼發性閉經。其中妊娠期、哺乳期或更年期的月經停閉屬生理現象，不作閉經論。

　　閉經病程較長，屬難治之症，因此必要時應採用多種方法綜合治療以提高療效，同時也要排除先天性生殖器官

缺陷，或後天器質性損傷等因素。

閉經主要分為血虛、血瘀、寒凝和痰濕四個證型，血虛者可用小營煎加益母草、丹參、雞血藤、澤蘭，兼陰虛者可再加龜甲，兼陽虛者可加菟絲子，兼氣虛者可再加黨參、黃耆。

血瘀者可用血府逐瘀湯加減（去桔梗），寒凝者可用溫經湯加減，痰濕者可用二朮湯加減。

本例病人是痰濕之象，故服血府逐瘀口服液無效。素體肥胖，痰濕內盛，阻於衝任、占住血海，則經血不能滿溢。此外，若真是血瘀證，投血府逐瘀湯無效，可改用抵當湯。

裴永清教授對此方多有推崇，並常於方中加入蟲，配水蛭、虻蟲以增強活血祛瘀之效。

郝萬山教授說抵當湯加蟲後海陸空三軍俱全，加之大黃是地下的根莖，桃仁是樹上的種仁，五藥合用，是集活血祛瘀藥之大成。

很多人都不知道抵當湯的「抵當」是什麼意思，起初我以為是「滌蕩」之意，後來看到有文章說水蛭別名至掌（ㄓˋㄓㄤˇ），但仲景時期沒有ㄓˋ這個音，要發ㄉ的音，因此就成了ㄉㄧˋㄉㄤˇ，再後來就是現在的「抵當」了。所以「抵當」一詞本無特殊含義，直接解釋為水蛭湯即可。

清代名醫曹穎甫醫案中有一則閉經案，名為「抵當湯證誤辨為大黃蟲丸證」。

抵當湯（水蛭、虻蟲、桃仁、大黃）和大黃蟲丸（大

黃、䗪蟲、水蛭、虻蟲、桃仁、蠐螬、乾漆、炒苦杏仁、黃芩、地黃、白芍、甘草）成分相似，且抵當湯常與蟲並用，有的同道直接把大黃䗪蟲丸當作是抵當湯的成藥。

　　但大黃䗪蟲丸尚有緩中補虛之效，不利瘀血速去，反令此病人血結日重，奄奄一息，後直投抵當湯，方起死回生。是以遣方用藥當慎之又慎，每一味藥都須細思，不可孟浪。

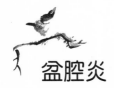

盆腔炎

沈某某，女，30歲。

主訴盆腔炎、附件炎、尿道炎3年，白細胞酯酶陽性，既往中西藥物治療效果均不明顯且易復發，發作時左下腹酸脹，尿頻，白帶量多、質黏稠，陰癢，月經量少，有血塊，肢寒畏冷，偶有噁心、頭痛，易煩躁。舌淡苔白膩，有齒痕，脈澀。

【方藥】

桂枝15g　茯苓15g　牡丹皮15g　赤芍15g

桃仁15g　柴胡15g　生白芍15g　炒枳殼15g

炒甘草15g　附片10g

7劑。

◇ 醫話：

盆腔炎常見的症狀包括：下腹部疼痛、輕微的骨盆腔疼痛、陰道分泌物增加、不規律的生理期出血、性行為疼痛、下腹部壓痛、排尿疼痛、排尿頻率增加等。

本例病人主訴繁、病程長，當抓主要病症。我辨證為寒凝血瘀，故予桂枝茯苓丸合四逆散加減。

　　我在心律失常案中說過，現在的炙甘草是蜜炙甘草，若用經方，應選較為接近的生甘草。

　　最近聽說上海真仁堂單有炒甘草，可以說就是漢代的炙甘草，恰巧患者家住上海嘉定區，園大路有一家真仁堂大藥房，故令其去真仁堂抄方拿藥。另四逆湯原文上寫的是枳實，而古之枳實即是今之枳殼，且枳殼藥性相對緩和，故予枳殼。

　　患者1週後回饋諸症大減，效不更方，前後以此方加減治療7週，經期停服，出差時改服成藥桂枝茯苓丸和附子理中丸。

　　我本囑患者用桂枝茯苓丸配艾附暖宮丸，因患者家中有附子理中丸，臨時代替亦無不可。截至本篇完稿時，患者除腹部偶有酸脹外，其餘症狀全無，月經基本正常，且舌象亦佳。

　　此前自知體弱多病，且長期服用抗生素，不敢談及生育，如今心情舒暢，已開始計畫備孕。

　　抗生素在中醫看來屬寒涼之品，體寒者更應慎用。本例患者本來只有盆腔炎和附件炎，用抗生素治療後非但沒好，還查出了尿道炎，試問豈有藥證相符但越治越壞的道理？我始終以附子溫一身之陽氣，身上暖洋洋的，自是春回大地之象。

　　本篇以盆腔炎命名，該病的主要症狀是下腹脹痛，連及腰骶，多伴有白帶增多，有急性和慢性之分。我治過幾例慢性盆腔炎患者，或用甘薑苓朮湯加減，或用當歸芍藥散加減，或用桂枝茯苓丸加減，均獲良效。

幾例患者均有不同程度的寒凝和血瘀，如今想來可以少腹逐瘀湯為主方，並針刺天樞、帶脈、中極、歸來、足三里、三陰交。

急性盆腔炎熱盛者可以用黃芩湯加減，濕盛者可以用豬苓湯去阿膠，酌加當歸、丹參等。

此前以甘薑苓朮湯治療慢性盆腔炎時，病人自言從未看過中醫、吃過中藥，也不信任中藥。我說甘薑苓朮湯裡的甘草、乾薑和茯苓都是國家衛生健康委員會認定的藥食同源之品，如果不要白朮，可以倍用茯苓。此外，我還教她用桂圓、花椒和艾絨製作臍藥（南懷瑾肚臍貼），患者1個月後回饋病情大有好轉。

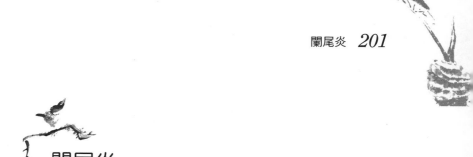

闌尾炎

樓某某，男，21歲。

主訴腹痛12小時，現已轉移到右下腹，壓痛。伴頭痛噁心，低熱，體溫未查。

舌紅苔黃膩，脈滑數。

【方藥】

生大黃9g　牡丹皮9g　桃仁9g　冬瓜子30g

芒硝12g　生薏苡仁30g　敗醬草15g　大血藤15g

3劑。

◈ 醫話：

闌尾，是大腸起始段的管狀器官。由於其生長位置關係，容易因受到感染、腔隙阻塞等而發炎。常見症狀：嘔吐、胃口不佳、肚痛、噁心等。

本例是典型的急性闌尾炎，應前往醫院就診，但病人因工作關係不能外出，只得請我救治。

本方為大黃牡丹湯合薏苡附子敗醬散加減，大黃牡丹湯是中醫治療闌尾炎的主方（闌尾炎屬中醫腸癰範疇），且藥證相符。

　　大黃牡丹湯湯證有一句「或右足屈而不伸，伸則痛劇」，正好契合現代判斷闌尾是否正常的閉孔內肌試驗。

　　我在爪甲不榮案中提過薏苡附子敗醬散，大黃牡丹湯裡有攻下的大黃和芒硝，藥性比較猛，體弱之人慎用，而薏苡附子敗醬散則較為緩和，其中薏苡仁還能健脾。患者身有低熱，故去附子，另加大血藤，以增加清熱解毒之效。大血藤不但能清熱解毒，還可以活血止痛，而且藥性平和。

　　我同時針刺曲池、合谷、足三里、闌尾穴和內庭穴，留針半個小時。隨後我亦因公外出，晚上回酒店時患者訴疼痛大減，兩日後去醫院檢查，醫生診斷此前確係急性闌尾炎，如今症狀已無，不需手術，保守治療即可。

　　我更方為大黃3g、牡丹皮12g、桃仁9g、冬瓜子15g、生甘草6g，7劑，每日針刺右天樞、足三里、闌尾穴半個小時。

　　闌尾穴是經外奇穴，位於足三里下2寸，有的書上說還可以針刺左下腹與右下腹壓痛點的對稱點。

　　我的朋友杜某某有慢性闌尾炎，10年間發作過8次，今年發作時輸抗生素出現腹瀉的不良反應，便聯繫我介紹中醫看診。我推薦他去睢明河教授的門診，見睢老師除了用1寸半的針針刺穴位外，另用一根3寸長針緩慢刺入闌尾的阿是穴，我當時不明就裡，後來搜到山東省名老中醫李久榮主任寫的《針刺治療闌尾包塊125例療效觀察》，方知其中道理。

　　針灸之術博大精深，北京中醫醫院已故的針灸名家

王樂亭先生擅使六寸金針，一針透三穴，故稱「金針王樂亭」。

　　針灸治療很多急性痛症效果都非常好。我的俄羅斯朋友Ekatepnha右脅劇痛，她和她的男朋友都不會說中文，我帶他們去醫院就診。

　　西醫外科懷疑是急腹症，急查血、尿、彩超和心電圖，等結果的時候我請該院的中醫專家袁尚華老師給她扎了幾針，又在雙臂推拿數下。

　　袁老師行針太快，又不留針，我沒看出扎的是哪些穴位（主要集中在腹部）。結果出來以後，白細胞竟高達18.35%，中性粒細胞15.39%，單核細胞1.27%，但再回到西醫外科時醫生見她神色輕鬆，再次查體已無壓痛，只予頭孢口服並囑不適隨診。

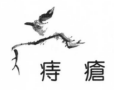

痔瘡

趙某，男，31歲。

主訴大便下血，有內痔，先便後血，便不乾。面色萎黃，四肢不溫。舌紅苔薄白，脈沉遲。

【方藥】

赤石脂20g　黃芩10g　生地黃10g　附片10g

生白朮10g　生甘草10g　阿膠10g　仙鶴草15g

3劑。

◈醫話：

我在知乎上得到大量贊同的回答一個是關於紫癜的，另一個就是關於痔瘡的。

一百多年前，美國的特魯多醫生說過這樣一句話：「有時去治癒，常常去幫助，總是去安慰。」

大多數紫癜患者和家屬此前從未聽過這病，或治療後反覆發作，久不見好，所以焦慮恐慌。每當他們問到我時，我所做的多是安慰。

至於痔瘡，我則著實幫助了很多患者在免受手術痛苦的情況下戰勝疾病。痔瘡患者是莆田系醫院的目標市場之

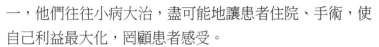

一，他們往往小病大治，盡可能地讓患者住院、手術，使自己利益最大化，罔顧患者感受。

　　誠然，嚴重的痔瘡確實需要手術，但更多的是過度醫療的無良行徑。很多輕中度患者和我交流後選擇保守治療，結果不僅比選擇手術的病友痛苦少，而且好得快，每當聽到這些回饋我都倍感欣慰。

　　中醫認為痔乃素積濕熱，或血脈不行，以致濁氣瘀血流注肛門，西醫認為是靜脈叢擴張屈曲所致。我所遇到的痔瘡患者有外痔者，亦多有內痔，所以不必刻意區分病灶位置，屬濕熱者予槐榆煎加減，屬血瘀者予桂枝茯苓丸加減，兩種情況均需同時使用馬應龍麝香痔瘡膏，嚴重者加用馬應龍麝香痔瘡栓。

　　有個治療痔瘡的中成藥叫地榆槐角丸，方子與槐榆煎略有不同，槐榆煎長於清利濕熱，地榆槐角丸長於疏風泄熱。

　　關於便血，桂林古本《傷寒雜病論》上說：「先血而後便者，此近血也，赤豆當歸散主之。先便而後血者，此遠血也，黃土湯主之。」

　　我治便血並沒有將便和血的先後作為選方的唯一依據，還是以辨虛實為主，屬實熱者予白頭翁湯，酌加地榆、槐花、椿根皮涼血止血，屬虛證者予黃土湯或歸脾湯補脾攝血，酌加三七、仙鶴草。

　　此外，還有一種不寒不熱的情況，或因風邪客於肝經，疏泄太過，致使肝血不藏、血從便下，可予《濟生》烏梅丸（炒僵蠶14g、烏梅21g）。三種情況均需同用馬應

龍麝香痔瘡膏。

筆者曾治一肛裂者，大便乾結，囑內服中成藥潤腸丸，另予爐甘石50g、珍珠10g打粉外撲，或用凡士林調勻外搽。

若遇脫肛者，可以補中益氣湯為主方，重用柴胡升提，人參、黃耆增助體氣。

外治以卷柏水煎薰洗，再用枯礬、五倍子打粉外撲，或用香油調勻外搽、針刺百會穴。

對於痔瘡患者還可以艾灸神闕，酌情針刺百會、中脘、天樞、關元、二白、血海、足三里等穴位，已經做了手術的也可以使用中藥減輕傷口疼痛、促進傷口癒合。

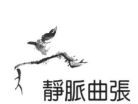

靜脈曲張

許某，女，23歲。

下肢青筋怒張迂曲1周，有健身的習慣，近期因工作原因站立時間較長，偶有抽筋。

月經後期，痛經。

舌紅苔白稍膩，有瘀點，脈弦滑。

【方藥】

黨參20g　白朮20g　茯苓20g　炒甘草20g

山藥20g　蓮子10g　扁豆15g　薏苡仁10g

砂仁10g　牛膝10g　川芎20g　酒當歸20g

白芍20g　生地黃20g　青皮5g　蘆薈5g

昆布5g　皂莢5g　黃連5g

7劑。

◈ 醫話：

　　靜脈曲張又稱靜脈瘤，是腫脹和扭曲的靜脈。下肢靜脈曲張是一種可以影響腿部靜脈的疾病。靜脈曲張早期沒有明顯症狀，通常會從小腿搔癢、腿部酸痛腫脹、疲勞開始，之後漸漸在站立時，小腿後膝蓋窩的地方才會開始突

出腫大的青筋，亦即靜脈曲張的典型特徵。

靜脈曲張是老年人的常見病，中青年人亦有發生。主要症狀除了明顯的靜脈曲張團，多伴有酸、沉、脹、痛、乏，部分患者還會有朝輕暮重的水腫或淤積性皮炎。

本病屬於中醫「筋瘤」範疇，《外科正宗》描述該病：「堅而色紫，壘壘青筋。盤曲甚者，結若蚯蚓。」久站或負重久站是引起靜脈曲張的直接原因，根本原因是稟賦不足，故而氣血流行失暢，瘀血阻滯經脈。

從西醫的角度解釋就是淺靜脈內壓力持續升高，加之靜脈壁薄弱或瓣膜缺陷，導致淺靜脈壁擴張，近端靜脈瓣膜發生閉鎖不全。

目前國際上公認治療靜脈曲張最有效的辦法是手術，但症狀較輕，或症狀較重且年高體弱者都不會選擇手術。中醫中藥可以健脾養血、疏筋通脈，從而減輕靜脈曲張的症狀，但想要完全恢復成原來的樣子，目前看來是無法實現的。

針對本例病人，我用參苓白朮散合清肝蘆薈丸加減。參苓白朮散健脾利濕，人參、白朮、茯苓、甘草共為君藥，山藥、蓮子、扁豆、薏苡仁共為臣藥，砂仁醒脾為佐，桔梗載藥上行，本為使藥，但本病病位在下，故改為牛膝引藥下行。

蘆薈清肝丸出自《外科正宗》，是癭瘤第一主治方，筋瘤是癭瘤的一種。肝統筋，怒動肝火，血燥筋攣則為筋瘤，故予清肝蘆薈丸，此亦與本例病人弦滑的脈象相符。

清肝蘆薈丸裡有一味海粉，我查過資料，是海兔科動

物藍斑背肛海兔的卵群帶，功效清熱養陰、軟堅消痰，有的書上認為是海藻或海蛤粉，本次去掉不用。患者半個月後回饋靜脈曲張有所減輕，且其後行經時腹痛幾無，我囑咐其減量久服，以觀後效。

後又治一例靜脈曲張患者，辨證為寒濕，生地黃易熟地黃，去蘆薈、黃連、昆布，加附子，雖未恢復如前，但酸沉脹痛和全身的疲勞乏力均有明顯改善。

靜脈曲張患者應避免長時間站立，睡覺時可以在腳下墊一個小薄被，幫助靜脈回流。此外，有人用賀式火針治療靜脈曲張，竊以為若患者既往體健，以此法配合湯藥，或可收標本兼治之效。

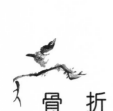

骨 折

晏某某，女，35歲。

踝部骨折兩週，活動受限，擬求中醫中藥治療。納可，眠差，二便調。舌紅苔薄白，脈細數。

【方藥】

土鱉蟲6g　煆自然銅10g　乳香6g　沒藥6g

骨碎補10g　續斷10g　三七粉1g　牡蠣20g

女貞子10g

5劑。

◈醫話：

本例病人加刺陽陵泉、足三里、承山，由於藥物味道不佳，故只予5劑，其後按照比例製成水丸常服。

無論中醫、西醫，治療骨折這一傷科病都需同時使用內服藥。其中西醫以抗凝藥為主，中醫亦是以活血祛瘀為基本大法。血不活則瘀不能去，瘀不去則新不能生，尤其是急性期，腫脹疼痛明顯，治宜活血祛瘀、消腫止痛，可用血府逐瘀湯加減，根據骨折的部位配伍使藥，酌加土鱉蟲、虻蟲、水蛭血肉有情之品以增加活血祛瘀之力，腫脹

嚴重者加利水藥，有熱象者加清熱藥。

骨折恢復期以接骨續筋、調補氣血肝腎為主，我常以簡化獨活寄生湯加減。獨活寄生湯出自《千金方》，我們家有一本北京藥學會1983年出版的《中藥基礎知識簡編》，此書16開大小，共834頁，雖然名為簡編，但卻是我見過最詳盡的中藥學教材。其中獨活寄生湯作為獨活的處方舉例，並附有簡化方：獨活6g、桑寄生12g、秦艽9g、牛膝9g、杜仲9g、當歸9g、甘草3g。其實很多祛風濕藥都有舒筋通絡、強筋壯骨之效，治骨折時我常於方中加入寬筋藤、伸筋草，並酌加滋陰之女貞子。

我治骨折常用的藥還有續斷、骨碎補和自然銅。我小時候聽一位老大夫說，他和他夫人非常注重對骨頭的養護，二老常用杜仲、川續斷和骨碎補熬骨頭湯喝，後來他們在香港的時候夫人不慎摔了一跤，當地醫生發現老夫人無論是X光片的檢查結果還是實際恢復情況都遠強於一般老年人。

自然銅也是常用的斷骨接續之藥，我的好友謝榮鵬先生告訴我這味藥治療骨傷病效如桴鼓。謝榮鵬先生是小說《首席醫官》的作者，也是郭博信老師的弟子，他說民間有個治骨傷的偏方，用古銅錢磨末，必須是老輩兒傳下來的銅錢，長滿綠鏽的那種，內服外敷。他一開始不是很相信，後來把這個偏方告訴了一位骨折的朋友，人家用了以後確實好得很快。再後來他學了中醫，再一想這事兒，對啊，這不就是中藥自然銅嗎？

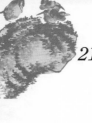

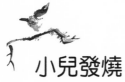

小兒發燒

劉某，男，6歲。

家長代訴，患兒自小易於發燒，1個月前因發燒在某三甲醫院輸液住院，出院後仍有低熱，晚間尤甚。刻下體温37.4℃，腹脹，肚熱，無汗。食少，大便乾，小便黃。舌紅苔黃膩，脈滑數。

【方藥】

焦山楂10g　焦六神麴10g　焦穀芽10g　陳皮6g

佛手10g　茯苓10g　連翹8g　荊芥穗10g

甜葉菊2g

5劑。

◈ 醫話：

　　本例患兒是積食發熱，《小兒衛生總微論方》上說：「小兒身熱，時發時退，退但肚熱，或夜發熱，面黃，腹脹，吐瀉，乳食不化，糞酸臭異常，此為食傷。」小兒發育迅速，對水穀精微的需求量大，但脾胃運化功能卻相對薄弱，最易發生積食。積而化熱，故以保和丸為主方消食和胃，加荊芥穗芳香透熱。

　　《小兒藥證直訣》上說：「小兒臟腑柔弱，易虛易實，易寒易熱。」所以遣方用藥當補瀉並用、寒溫適度，避免脾胃先受傷於食、再受傷於藥。小兒用藥，絕非以成人之方按比例相減而定，如保和丸中半夏有小毒，故以佛手代替，萊菔子易傷正氣，以穀芽代替。陳皮與佛手是近緣植物，共奏理氣和胃之效。山楂、神麴、麥芽合稱「三仙」，不用麥芽是因為麥芽善消麵食，但患兒以穀食為主，故選善消穀食的穀芽。連翹性寒，但是微寒，既能清裡熱，又能透熱達表相助荊芥穗，故予保留。

　　荊芥穗性微溫，臨證時寒熱均可用（治熱證以銀翹散為例）。我在第二個專題發燒案中說，發燒要用石膏，但石膏大寒，小兒應慎用，故改為荊芥穗。荊芥穗退燒的效果也非常好，我們都在高中生物課上學過，下丘腦是體溫調節中樞，那麼哪種藥能最快作用到下丘腦呢，毫無疑問是芳香藥。山東中醫藥大學張思超教授認為芳香透邪首推荊芥穗和青蒿，荊芥穗解表熱，青蒿解半表半裡之熱。

　　甜菊葉是兒科的常用藥，因其味甜，故作調味劑。湯劑的味道也是醫者要考慮的因素。「伊尹以元聖之才，撰用《神農本草》以為《湯液》。漢張仲景論廣伊尹《湯液》為數十卷，用之多驗。」伊尹既是醫道元聖，還是廚祖，所以醫聖根據他的《湯液經》寫出的方子很多味道都不錯。有些醫生妄用苦寒，使得患者聞中藥而色變，這是不對的。對於一些積食或咳嗽的患者，我常加沙棘這味藥，味道酸酸的也不錯。

　　我囑患兒家長服藥中病即止，不必盡劑。

附錄Ａ：藥食同源

　　以下中藥皆為國家衛生健康委員會認定的藥食同源之品，中醫愛好者可根據藥性、藥效，在參考的用量範圍內使用。根據本人經驗，急病者服1劑藥後，病症即應有所緩解，慢病者服藥1週後，狀態亦必有所改善。反之，恐藥不對證，應另尋他法，或科學就醫，說明所服藥食之情況。

　　南宋名臣李曾伯曾云：「用藥如用兵，命醫猶命將。」醫藥如將兵，病亦如將兵。曹操注《孫子兵法》說：「兵無常形，以詭詐為道。」是故學醫者若力有不及，不得勉強，不得護惜聲名、一意孤行，如此大違醫道之本意也。

解表藥—發散風寒藥

　　解表是解除表證之意，發散風寒或風熱之表邪，用於外感所致的惡寒、發熱、頭身疼痛等表證。

● 紫蘇葉

【**性味歸經**】辛，溫。歸肺、脾經。

【**功能主治**】解表散寒、行氣和胃。用於風寒感冒、

咳嗽嘔惡、妊娠嘔吐、魚蟹中毒。

【用法用量】5～10g，本人常用量為10g。

● 白　芷

【性味歸經】辛，溫。歸胃、大腸、肺經。

【功能主治】解表散寒、祛風止痛、宣通鼻竅、燥濕止帶、消腫排膿。用於感冒頭痛、眉棱骨痛、鼻塞流涕、鼻衄、鼻淵、牙痛、帶下、瘡瘍腫痛。

【用法用量】3～10g。本人常用量為6g。

● 生　薑

【性味歸經】辛，微溫。歸肺、脾、胃經。

【功能主治】解表散寒、溫中止嘔、化痰止咳、解魚蟹毒。用於風寒感冒、胃寒嘔吐、寒痰咳嗽、魚蟹中毒。

【用法用量】3～10g。本人常用量為3g。

● 香　薷

【性味歸經】辛，微溫。歸肺、胃經。

【功能主治】發汗解表、化濕和中。用於暑濕感冒、惡寒發熱、頭痛無汗、腹痛吐瀉、水腫、小便不利。

【用法用量】3～10g，本人常用量為10g。

【經典配伍】香薷散加減，用於夏季乘涼飲冷，外感於寒、內傷於濕所致的發熱惡寒、頭痛及腹痛、吐瀉等症：香薷15g、炒白扁豆12g、藿香12g。

解表藥—發散風熱藥

● 薄 荷

【**性味歸經**】辛，涼。歸肺、肝經。

【**功能主治**】疏散風熱、清利頭目、利咽、透疹、疏肝行氣。

用於風熱感冒、風溫初起、頭痛、目赤、喉痺、口瘡、風疹、麻疹、胸脅脹悶。

【**用法用量**】3～6g，本人常用量為6g，後下。

● 桑 葉

【**性味歸經**】甘、苦，寒。歸肺、肝經。

【**功能主治**】疏散風熱、清肺潤燥、清肝明目。用於風熱感冒、肺熱燥咳、頭暈頭痛、目赤昏花。

【**用法用量**】5～10g，本人常用量為10g。

● 菊 花

【**性味歸經**】甘、苦，微寒。歸肺、肝經。

【**功能主治**】散風清熱、平肝明目、清熱解毒。用於風熱感冒、頭痛眩暈、目赤腫痛、眼目昏花、瘡癰腫毒。

【**用法用量**】5～10g，本人常用量為10g。

【**經典配伍**】桑葉配菊花，疏散風熱、平肝明目。桑菊飲加減，用於風熱襲表：桑葉10g、菊花10g、金銀花10g、薄荷6g、桔梗10g、杏仁10g、蘆根30g、甘草6g。

● 葛　根

【**性味歸經**】甘、辛，涼。歸脾、胃、肺經。

【**功能主治**】解肌退熱、生津止渴、透疹、升陽止瀉、通經活絡、解酒毒。用於外感發熱頭痛、項背強痛、口渴、消渴、麻疹不透、熱痢、泄瀉、眩暈頭痛、中風偏癱、胸痹心痛、酒毒傷中。

【**用法用量**】10～15g，本人常用量為15g。

● 淡豆豉

【**性味歸經**】苦、辛，涼。歸肺、胃經。

【**功能主治**】解表、除煩、宣發鬱熱。用於感冒、寒熱頭痛、煩躁胸悶、虛煩不眠。

【**用法用量**】6～12g，本人常用量為10g。

● 大豆黃卷

【**性味歸經**】甘，平。歸脾、胃、肺經。

【**功能主治**】解表祛暑、清熱利濕。用於暑濕感冒、濕溫初起、發熱汗少、胸悶脘痞、肢體酸重、小便不利。

【**用法用量**】9～15g，本人常用量為12g。

清熱藥

● 蘆　根

【**性味歸經**】甘，寒。歸肺、胃經。

【**功能主治**】清熱瀉火、生津止渴、除煩、止嘔、利

尿。用於熱病煩渴、肺熱咳嗽、肺癰吐膿、胃熱嘔噦、熱淋澀痛。

【用法用量】15～30g，本人常用量為15g；鮮品用量加倍，或搗汁用。

【經典配伍】葦莖湯，用於胸痛咳嗽、痰膿腥臭：蘆根30g、生薏苡仁15g、桃仁12g、冬瓜子30g。

● 梔　子

【性味歸經】苦，寒。歸心、肺、三焦經。

【功能主治】瀉火除煩、清熱利濕、涼血解毒；外用消腫止痛。內服用於熱病心煩、濕熱黃疸、淋證澀痛、血熱吐衄、目赤腫痛、火毒瘡瘍；外治扭挫傷痛。

【用法用量】6～10g，本人常用量為10g。外用生品適量，研末調敷。

【經典配伍】淡豆豉配梔子，清散鬱熱、除煩。梔子豉湯，用於火鬱胸膈：梔子20g、淡豆豉10g。

● 淡竹葉

【性味歸經】甘、淡，寒。歸心、胃、小腸經。

【功能主治】清熱瀉火、除煩止渴、利尿通淋。用於熱病煩渴、小便短赤澀痛、口舌生瘡。

【用法用量】6～10g，本人常用量為10g。

● 炒決明子

【性味歸經】甘、苦、鹹，微寒。歸肝、大腸經。

【功能主治】清熱明目、潤腸通便。用於目赤澀痛、羞明多淚、頭痛眩暈、目暗不明、大便秘結。

【用法用量】9～15g，本人常用量為10g。

【經典配伍】桑葉、菊花配決明子，疏散肝經風熱。

● 荷　葉

【性味歸經】苦，平。歸肝、脾、胃經。

【功能主治】清暑化濕、升發清陽、涼血止血。

用於暑熱煩渴、暑濕泄瀉、脾虛泄瀉、血熱吐衄、便血崩漏。

【用法用量】3～10g，本人常用量為10g。荷葉炭收澀化瘀止血。用於出血和產後血暈。荷葉炭用3～6g，本人常用量為6g。

【經典配伍】化氣減肥湯加減，用於肥胖、代謝綜合徵：黃耆9g、山藥30g、山楂50g、荷葉20g、橘絡20g、茯苓15g、肉桂10g。

● 餘甘子

【性味歸經】甘、酸、澀，涼。歸肺、胃經。

【功能主治】清熱涼血、消食健胃、生津止咳。用於血熱血瘀、消化不良、腹脹、咳嗽、喉痛、口乾。

【用法用量】3～9克，多入丸、散服。

● 青　果

【性味歸經】甘、酸，平。歸肺、胃經。

【功能主治】清熱解毒、利咽、生津。用於咽喉腫痛、咳嗽痰黏、煩熱口渴、魚蟹中毒。

【用法用量】5～10g，本人常用量為6g。

● 金銀花

【性味歸經】甘，寒。歸肺、心、胃經。

【功能主治】清熱解毒、疏散風熱。用於癰腫疔瘡、喉痹、丹毒、熱毒血痢、風熱感冒、溫病發熱。

【用法用量】6～15g，本人常用量為10g。

【經典配伍】金銀花配菊花、甘草，清熱解毒。

● 蒲公英

【性味歸經】苦、甘，寒。歸肝、胃經。

【功能主治】清熱解毒、消腫散結、利尿通淋。用於疔瘡腫毒、乳癰、瘰癧、目赤、咽痛、肺癰、腸癰、濕熱黃疸、熱淋澀痛。

【用法用量】10～15g，本人常用量為10g。

● 馬齒莧

【性味歸經】酸，寒。歸肝、大腸經。

【功能主治】清熱解毒、涼血止血、止痢。用於熱毒血痢、癰腫疔瘡、濕疹、丹毒、蛇蟲咬傷、便血、痔血、崩漏下血。

【用法用量】9～15g，本人常用量為15g。外用適量搗敷患處。

● 魚腥草

【性味歸經】辛，微寒。歸肺經。

【功能主治】清熱解毒、消癰排毒、利尿通淋。用於肺癰吐膿、痰熱喘咳、熱痢、熱淋、癰腫瘡毒。

【用法用量】15～25g，本人常用量為15g，不宜久煎；鮮品用量加倍，水煎或搗汁服。外用適量，搗敷或煎湯薰洗患處。

● 枳椇子

【性味】甘，平。

【功能主治】止渴除煩、解酒毒、利二便。用於醉酒、煩熱、口渴、嘔吐、二便不利。

【用法用量】4.5～9g。

【經典配伍】醒酒丸加減，用於酒積傷脾：枳椇子15g、木瓜10g、陳皮6g、青果6g、赤茯苓10g、黨參9g、生甘草3g、生薏苡仁15g、砂仁3g、葛花6g。

● 菊苣

【性味歸經】微苦、鹹，涼。歸肝、膽、胃經。

【功能主治】清肝利膽、健胃消食、利尿消腫。用於濕熱黃疸、胃痛食少、水腫尿少。

【用法用量】9～18g。

瀉下藥

● 火麻仁

【**性味歸經**】甘，平。歸脾、胃、大腸經。

【**功能主治**】潤腸通便。用於血虛津虧、腸燥便秘。

【**用法用量**】10～15g，本人常用量為10g。

● 鬱李仁

【**性味歸經**】辛、苦、甘，平。歸脾、大腸、小腸經。

【**功能主治**】潤腸通便、下氣利水。用於津枯腸燥、食積氣滯、腹脹便秘、水腫、腳氣、小便不利。

【**用法用量**】6～10g，本人常用量為10g。

【**注意事項**】孕婦慎用。

【**經典配伍**】五仁丸加減，用於腸燥便秘：火麻仁、鬱李仁、桃仁、杏仁、酸棗仁各10g，陳皮6g，或加松子仁10g。

祛風濕藥

● 木　瓜

【**性味歸經**】酸，溫。歸肝、脾經。

【**功能主治**】舒筋活絡、和胃化濕。用於濕痹拘攣、腰膝關節酸重疼痛、暑濕吐瀉、轉筋攣痛、腳氣水腫。

【**用法用量**】6～10g，本人常用量為10g。

● 蘄　蛇

【性味歸經】甘、鹹，溫。歸肝經。

【功能主治】袪風、通絡、止痙。用於風濕頑痹、麻木拘攣、中風口眼喎斜、半身不遂、抽搐痙攣、破傷風、麻風、疥癬。

【用法用量】1～9g，本人常用量為2g；研末吞服，一次1～1.5g，一日1～3次。

● 烏梢蛇

【性味歸經】甘，平。歸肝經。

【功能主治】袪風、通絡、止痙。用於風濕頑痹、麻木拘攣、中風口眼喎斜、半身不遂、抽搐痙攣、破傷風、麻風、疥癬。

【用法用量】6～12g，本人常用量為10g。

芳香化濕藥

芳香化濕藥氣味芳香，可運脾化濕。脾為濕困、運化失職，須以辛香溫燥之藥運脾健胃、化濕辟濁。

● 藿香

【性味歸經】辛，微溫。歸脾、胃、肺經。

【功能主治】芳香化濁、和中止嘔、發表解暑。用於

濕濁中阻、脘痞嘔吐、暑濕表證、濕溫初起、發熱倦怠、胸悶不舒、寒濕閉暑、腹痛吐瀉、鼻淵頭痛。

【用法用量】3～10g，本人常用量為10g。

【經典配伍】紫蘇葉配藿香，理氣寬中、和胃止嘔。藿香正氣散加減，用於外感於寒、內傷於濕：藿香20g、紫蘇葉10g、白芷6g、香薷10g、陳皮6g、茯苓10g、扁豆10g、大腹皮10g、桔梗6g、萊菔子10g、甘草3g。

● 砂　仁

【性味歸經】辛，溫。歸脾、胃、腎經。

【功能主治】化濕開胃、溫脾止瀉、理氣安胎。用於濕濁中阻、脘痞不饑、脾胃虛寒、嘔吐泄瀉、妊娠惡阻、胎動不安。

【用法用量】3～6g，本人常用量為6g，後下。

【經典配伍】紫蘇葉、生薑配砂仁，可行氣寬中、止嘔安胎。

利水滲濕藥

利水滲濕是通利水道、滲泄濕邪之意，使蓄積的濕邪由小便排出體外。

● 茯　苓

【性味歸經】甘、淡，平。歸心、肺、脾、腎經。

【功能主治】利水滲濕、健脾、寧心。用於水腫尿少、痰飲眩悸、脾虛食少、便溏泄瀉、心神不安、驚悸失眠。

【用法用量】10～15g，本人常用量為10g。

【經典配伍】參苓白尤散加減，用於脾胃氣虛夾濕：人參3g、茯苓12g、炒甘草12g、山藥12g、蓮子6g、炒白扁豆12g、薏苡仁6g、砂仁6g、桔梗6g。

● 薏苡仁

【性味歸經】甘、淡，涼。歸脾、胃、肺經。

【功能主治】利水滲濕、健脾止瀉、除痹、排膿、解毒散結。用於水腫、腳氣、小便不利、脾虛泄瀉、濕痹拘攣、肺癰、腸癰、贅疣、癌腫。

【用法用量】9～30g，本人常用量為30g。

【經典配伍】濕熱調體方加減，用於濕熱：薄荷6g、淡竹葉10g、金銀花10g、蒲公英10g、馬齒莧15g、藿香10g、茯苓10g、生薏苡仁15g。

● 赤小豆

【性味歸經】甘、酸，平。歸心、小腸經。

【功能主治】利水消腫、解毒排膿。用於水腫脹滿、腳氣浮腫、黃疸尿赤、風濕熱痹、癰腫瘡毒、腸癰腹痛。

【用法用量】9～30g，本人常用量為20g。外用適量，研末調敷。

【經典配伍】扁鵲三豆飲，用於燥熱：黑豆30g、綠

豆30g、赤小豆30g。

溫裡藥

溫裡即溫裡散寒之意，部分藥物還具有回陽救逆之效。

● 乾 薑

【**性味歸經**】辛，熱。歸脾、胃、腎、心、肺經。

【**功能主治**】溫中散寒、回陽通脈、溫肺化飲。用於脘腹冷痛、嘔吐泄瀉、肢冷脈微、寒飲喘咳。

【**用法用量**】3～10g，本人常用量為10g。

【**經典配伍**】理中丸加減，用於中焦虛寒：人參3g、炒甘草10g、乾薑10g。

● 炮 薑

【**性味歸經**】辛，熱。歸脾、胃、腎經。

【**功能主治**】溫經止血、溫中止痛。用於陽虛失血、吐衄崩漏、脾胃虛寒、腹痛吐瀉。

【**用法用量**】3～9g。

● 肉 桂

【**性味歸經**】辛、甘，大熱。歸腎、脾、心、肝經。

【**功能主治**】補火助陽、引火歸元、散寒止痛、溫通

經脈。用於陽痿宮冷、腰膝冷痛、腎虛作喘、虛陽上浮、眩暈目赤、心腹冷痛、虛寒吐瀉、寒疝腹痛、痛經經閉。

【用法用量】1～5g，本人常用量為5g。

【注意事項】有出血傾向者及孕婦慎用；不宜與赤石脂同用。

● 花　椒

【性味歸經】辛，溫。歸脾、胃、腎經。

【功能主治】溫中止痛、殺蟲止癢。內服用於脘腹冷痛、嘔吐泄瀉、蟲積腹痛；外治濕疹、陰癢。

【用法用量】3～6g，本人常用量為3g。外用適量，煎湯薰洗。

【經典配伍】大建中湯，用於脾胃虛寒：花椒6g、乾薑12g、人參3g、飴糖30g。

● 丁　香

【性味歸經】辛，溫。歸脾、胃、肺、腎經。

【功能主治】溫中降逆、補腎助陽。用於脾胃虛寒、呃逆嘔吐、食少吐瀉、心腹冷痛、腎虛陽痿。

【用法用量】1～3g，本人常用量為3g，內服或研末外敷。

【注意事項】不宜與鬱金同用。

【經典配伍】丁香散，用於胃虛氣逆：人參3g、丁香1.5g、藿香5g。

● 高良薑

【性味歸經】辛，熱。歸脾、胃經。

【功能主治】溫胃止嘔、散寒止痛。用於脘腹冷痛、胃寒嘔吐、噯氣吐酸。

【用法用量】3～6g，本人常用量為6g。

【經典配伍】炮薑配高良薑，可散寒。二薑丸，用於胃寒疼痛：炮薑6g、高良薑6g。

● 小茴香

【性味歸經】辛，溫。歸肝、腎、脾、胃經。

【功能主治】散寒止痛、理氣和胃。用於寒疝腹痛、睪丸偏墜、痛經、少腹冷痛、脘腹脹痛、食少吐瀉。

【用法用量】3～6g，鹽小茴香暖腎散寒止痛，用於寒疝腹痛、睪丸偏墜、經寒腹痛。本人常用量為6g。

【經典配伍】香橘散，用於睪丸偏墜脹痛：鹽小茴香6g、橘核10g、山楂10g。

● 八角茴香

【性味歸經】辛，溫。歸肝、腎、脾、胃經。

【功能主治】溫陽散寒、理氣止痛。用於寒疝腹痛、腎虛腰痛、胃寒嘔吐、脘腹冷痛。

【用法用量】3～6g。

● 黑胡椒

【性味歸經】辛，熱。歸胃、大腸經。

【**功能主治**】溫中、散寒、健胃。內服用於風寒感冒、脘腹冷痛、腹瀉、食慾不振、癲癇；外治受寒腹痛、肢體疼痛。

【**用法用量**】0.6～1.5g，吞服；外用適量，研末，加於膏藥上貼臍及患處。

理氣藥

理氣是舒暢氣機之意。

● 陳　皮

【**性味歸經**】苦、辛，溫。歸肺、脾經。

【**功能主治**】理氣健脾、燥濕化痰。用於脘腹脹滿、食少吐瀉、咳嗽痰多。

【**用法用量**】3～10g，本人常用量為6g。

【**經典配伍**】異功散加減，用於脾胃氣虛、氣機微有不暢：人參3g、茯苓10g、炒甘草3g、陳皮5g。

● 橘　紅

【**性味歸經**】辛、苦，溫。歸肺、脾經。

【**功能主治**】理氣寬中、燥濕化痰。用於咳嗽痰多、食積傷酒、嘔惡痞悶。

【**用法用量**】3～10g。

● 佛　手

【**性味歸經**】辛、苦、酸，溫。歸肝、脾、胃、肺經。

【**功能主治**】疏肝理氣、和胃止痛、燥濕化痰。用於肝胃氣滯、胸脅脹痛、胃脘痞滿、食少嘔吐、咳嗽痰多。

【**用法用量**】3～10g，本人常用量為10g。

● 香　櫞

【**性味歸經**】辛、苦、酸，溫。歸肝、脾、肺經。

【**功能主治**】疏肝理氣、寬中、化痰。用於肝胃氣滯、胸脅脹痛、脘腹痞滿、嘔吐噫氣、痰多咳嗽。

【**用法用量**】3～10g，本人常用量為6g。

● 代代花

【**性味**】甘、微苦，平。

【**功能主治**】理氣寬胸、開胃。用於胸脘脹悶、噁心、食慾不振。

【**用法用量**】1.5～2.5g。

● 薤　白

【**性味歸經**】辛、苦，溫。歸心、肺、胃、大腸經。

【**功能主治**】通陽散結、行氣導滯。用於胸痹心痛、脘腹痞滿脹痛、瀉痢後重。

【**用法用量**】5～10g，本人常用量為6g。

● 玫瑰花

【**性味歸經**】甘、微苦，溫。歸肝、脾經。

【**功能主治**】行氣解鬱、和血、止痛。用於肝胃氣痛、食少嘔惡、月經不調、跌撲傷痛。

【**用法用量**】3～6g，本人常用量為6g。

● 刀　豆

【**性味歸經**】甘，溫。歸胃、腎經。

【**功能主治**】溫中、下氣、止呃。用於虛寒呃逆、嘔吐。

【**用法用量**】6～9g。

消食藥

●山　楂

【**性味歸經**】酸、甘，微溫。歸脾、胃、肝經。

【**功能主治**】消食健胃、行氣散瘀、化濁降脂。用於肉食積滯、胃脘脹滿、瀉痢腹痛、瘀血經閉、產後瘀阻、心腹刺痛、胸痹心痛、疝氣疼痛、高血脂症。

【**用法用量**】9～12g。焦山楂消食導滯作用增強，用於肉食積滯、瀉痢不爽。本人常用量為10g。

【**經典配伍**】保和丸加減，用於食積停滯：焦山楂20g、焦麥芽10g、萊菔子10g、雞內金10g、陳皮6g、茯苓10g、梔子10g。

● 麥 芽

【性味歸經】甘，平。歸脾、胃經。

【功能主治】行氣消食、健脾開胃、回乳消脹。用於食積不消、脘腹脹痛、脾虛食少、乳汁鬱積、乳房脹痛、婦女斷乳、肝鬱脅痛、肝胃氣痛。

【用法用量】10～15g。生麥芽健脾和胃，疏肝行氣，用於脾虛食少、乳汁鬱積，本人常用量為15g。炒麥芽行氣消食回乳，用於食積不消、婦女斷乳，本人常用量為15g，回乳用60g。焦麥芽消食化滯，用於食積不消、脘腹脹痛，本人常用量為10g。

● 萊菔子

【性味歸經】辛、甘，平。歸肺、脾、胃經。

【功能主治】消食除脹、降氣化痰。用於飲食停滯、脘腹脹痛、大便秘結、積滯瀉痢、痰壅喘咳。

【用法用量】5～12g，本人常用量為10g。

● 雞內金

【性味歸經】甘，平。歸脾、胃、小腸、膀胱經。

【功能主治】健胃消食、澀精止遺、通淋化石。用於食積不消、嘔吐瀉痢、小兒疳積、遺尿、遺精、石淋澀痛、膽脹脅痛。

【用法用量】3～10g，本人常用量為10g。

● 沙　棘

【*性味歸經*】酸、澀，溫。歸脾、胃、肺、心經。

【*功能主治*】健脾消食、止咳祛痰、活血散瘀。用於脾虛食少、食積腹痛、咳嗽痰多、胸痹心痛、瘀血經閉、跌撲瘀腫。

【*用法用量*】3～10g。

驅蟲藥

● 榧　子

【*性味歸經*】甘，平。歸肺、胃、大腸經。

【*功能主治*】殺蟲消積、潤肺止咳、潤腸通便。用於鉤蟲病、蛔蟲病、條蟲病、蟲積腹痛、小兒疳積、肺燥咳嗽、大便秘結。

【*用法用量*】9～15g。

止血藥

● 小　薊

【*性味歸經*】甘、苦，涼。歸心、肝經。

【*功能主治*】涼血止血、散瘀解毒消癰。

用於衄血、吐血、尿血、血淋、便血、崩漏、外傷出血、癰腫瘡毒。

【*用法用量*】5～15g，本人常用量為15g。

● 槐　花

【**性味歸經**】苦，微寒。歸肝、大腸經。

【**功能主治**】涼血止血、清肝瀉火。用於便血、痔血、血痢、崩漏、吐血、衄血、肝熱目赤、頭痛眩暈。

【**用法用量**】5～10g，本人常用量為10g。

● 白茅根

【**性味歸經**】甘，寒。歸肺、胃、膀胱經。

【**功能主治**】涼血止血、清熱利尿。用於血熱吐血、衄血、尿血、熱病煩渴、濕熱黃疸、水腫尿少、熱淋澀痛。

【**用法用量**】9～30g，本人常用量為15g。

【**經典配伍**】蘆根配白茅根，清瀉肺胃蘊熱、生津止渴。

活血祛瘀藥

● 桃　仁

【**性味歸經**】苦、甘，平。歸心、肝、大腸經。

【**功能主治**】活血祛瘀、潤腸通便、止咳平喘。用於經閉痛經、癥瘕痞塊、肺癰腸癰、跌撲損傷、腸燥便秘、咳嗽氣喘。

【**用法用量**】5～10g，本人常用量為10g。

【**注意事項**】孕婦慎用。

化痰藥—溫化寒痰藥

● 黃芥子

【性味歸經】辛，溫。歸肺經。

【功能主治】溫肺豁痰利氣、散結通絡止痛。用於寒痰咳嗽、胸脅脹痛、痰滯經絡、關節麻木及疼痛、痰濕流注、陰疽腫痛。

【用法用量】3～10g，本人常用量為10g。外用適量。

化痰藥—清化熱痰藥

● 膨大海

【性味歸經】甘，寒。歸肺、大腸經。

【功能主治】清熱潤肺、利咽開音、潤腸通便。

用於肺熱聲啞、乾咳無痰、咽喉乾痛、熱結便閉、頭痛目赤。

【用法用量】2～3枚，沸水泡服或煎服。

● 昆　布

【性味歸經】鹹，寒。歸肝、胃、腎經。

【功能主治】消痰軟堅散結、利水消腫。用於癭瘤、瘰癧、睪丸腫痛、痰飲水腫。

【用法用量】6～12g，本人常用量為10g。

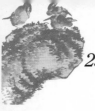

止咳平喘藥

● 炒苦杏仁

【*性味歸經*】苦，微溫。歸肺、大腸經。

【*功能主治*】降氣止咳平喘、潤腸通便。用於咳嗽氣喘、胸滿痰多、腸燥便秘。

【*用法用量*】5～10g，本人常用量為10g。

【*經典配伍*】杏仁配紫蘇葉，宣肺發表、散寒止咳。杏蘇散加減，用於風寒感冒、咳嗽：苦杏仁10g、紫蘇葉10g、紫蘇子10g、茯苓10g、桔梗6g、代代花6g、生甘草3g、生薑10g、大棗10g、陳皮6g。

桑葉配杏仁，清肺熱、潤肺燥。桑杏湯加減，用於燥熱傷肺：桑葉6g、杏仁10g、玉竹12g、膨大海3g、淡豆豉6g、梔子6g、梨皮6g。

桃仁配杏仁，止咳平喘。

● 紫蘇子

【*性味歸經*】辛，溫。歸肺經。

【*功能主治*】降氣化痰、止咳平喘、潤腸通便。用於痰壅氣逆、咳嗽氣喘、腸燥便秘。

【*用法用量*】3～10g，本人常用量為10g。

【*經典搭配*】萊菔子、芥子配紫蘇子，降氣豁痰、消脹定喘。

三子養親湯，用於咳嗽痰盛、喘滿腹脹：炒萊菔子9g、炒芥子9g、炒紫蘇子9g。

● 桔　梗

【性味歸經】苦、辛，平。歸肺經。

【功能主治】宣肺、利咽、祛痰、排膿。用於咳嗽痰多、胸悶不暢、咽痛音啞、肺癰吐膿。

【用法用量】3～10g，本人常用量為10g。

【經典配伍】桔梗配甘草，宣通肺氣、清利咽喉。桔梗湯，用於咽痛：桔梗5g、甘草10g。

魚腥草、薏苡仁配桔梗，清肺排膿。

● 白　果

【性味歸經】甘、苦、澀，平。歸肺、腎經。

【功能主治】斂肺定喘、止帶縮尿。用於痰多喘咳、帶下白濁、遺尿尿頻。

【用法用量】5～10g，本人常用量為10g。

● 羅漢果

【性味歸經】甘，涼。歸肺、大腸經。

【功能主治】清熱潤肺、利咽開音、潤腸通便。用於肺熱燥咳、咽痛失音、腸燥便秘。

【用法用量】3～15g，本人常用量為9g。

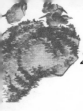

安神藥

● 酸棗仁

【性味歸經】甘、酸，平。歸肝、膽、心經。

【功能主治】養心補肝、寧心安神、斂汗、生津。用於虛煩不眠、驚悸多夢、體虛多汗、津傷口渴。

【用法用量】10～15g，本人常用量為15g。

平肝息風藥

● 牡　蠣

【性味歸經】鹹，微寒。歸肝、膽、腎經。

【功能主治】重鎮安神、潛陽補陰、軟堅散結。用於驚悸失眠、眩暈耳鳴、瘰癧痰核、癥瘕痞塊。

【用法用量】9～30g。煅牡蠣收斂固澀、制酸止痛，用於自汗盜汗、遺精滑精、崩漏帶下、胃痛吞酸。本人常用量為20g，先煎。

補虛藥—補氣藥

● 山　藥

【性味歸經】甘，平。歸脾、肺、腎經。

【功能主治】補脾養胃、生津益肺、補腎澀精。用於脾虛食少、久瀉不止、肺虛喘咳、腎虛遺精、帶下、尿頻、虛熱消渴。

【**用法用量**】10～30g。麩炒山藥補脾健胃，用於脾虛食少、泄瀉便溏、白帶過多。本人常用量為20g。

● 白扁豆
【**性味歸經**】甘，微溫。歸脾、胃經。
【**功能主治**】健脾化濕、和中消暑。用於脾胃虛弱、食慾不振、大便溏泄、白帶過多、暑濕吐瀉、胸悶腹脹。
【**用法用量**】9～15g。炒白扁豆健脾化濕，用於脾虛泄瀉、白帶過多。本人常用量為15g。

● 白扁豆花
【**性味**】甘，平。
【**功能主治**】消暑、化濕、和中。用於暑濕泄瀉、痢疾。
【**用法用量**】4.5～10g，本人常用量為10g。
【**經典配伍**】清絡飲加減，用於暑溫：荷葉10g、金銀花10g、西瓜青20g、白扁豆花10g、淡竹葉10g。

● 甘　草
【**性味歸經**】甘，平。歸心、肺、脾、胃經。
【**功能主治**】補脾益氣、清熱解毒、祛痰止咳、緩急止痛、調和諸藥。用於脾胃虛弱、倦怠乏力、心悸氣短、咳嗽痰多、脘腹、四肢攣急疼痛、癰腫瘡毒、緩解藥物毒性和烈性。
【**用法用量**】2～10g，本人常用量為3g。

【**注意事項**】不宜與海藻、京大戟、紅大戟、甘遂、芫花同用。

【**經典配伍**】金銀花、綠豆配甘草，用於食物、藥物、農藥中毒。

● 大 棗

【**性味歸經**】甘，溫。歸脾、胃、心經。

【**功能主治**】補中益氣、養血安神。用於脾虛食少、乏力便溏、婦人臟躁。

【**用法用量**】6～15g，本人常用量為10g。

● 蜂 蜜

【**性味歸經**】甘，平。歸肺、脾、大腸經。

【**功能主治**】補中、潤燥、止痛、解毒；外用生肌斂瘡。用於脘腹虛痛、肺燥乾咳、腸燥便秘、解烏頭類藥毒；外治瘡瘍不斂、水火燙傷。

【**用法用量**】15～30g。

補虛藥─補血藥

● 阿 膠

【**性味歸經**】甘，平。歸肺、肝、腎經。

【**功能主治**】補血滋陰、潤燥、止血。用於血虛萎黃、眩暈心悸、肌萎無力、心煩不眠、虛風內動、肺燥咳嗽、勞嗽咯血、吐血尿血、便血崩漏、妊娠胎漏。

【用法用量】3～9g，本人常用量為9g，烊化兌服。

● 龍眼肉

【性味歸經】甘，溫。歸心、脾經。

【功能主治】補益心脾、養血安神。用於氣血不足、心悸怔忡、健忘失眠、血虛萎黃。

【用法用量】9～15g，本人常用量為10g。

【經典配伍】歸脾湯加減，用於心脾兩虛：人參3g、西洋參2g、龍眼肉10g、陳皮6g、茯神10g、酸棗仁10g、甘草3g、大棗10g。

補虛藥—補陰藥

● 玉　竹

【性味歸經】甘，微寒。歸肺、胃經。

【功能主治】養陰潤燥、生津止渴。用於肺胃陰傷、燥熱咳嗽、咽乾口渴、內熱消渴。

【用法用量】6～12g，本人常用量為10g。

【經典配伍】薄荷、淡豆豉配玉竹，滋陰解表。加減葳蕤湯加減，用於陰虛感冒：玉竹10g、淡豆豉10g、桔梗6g、薄荷6g、蔥白3莖、藕節30g、大棗10g、甘草6g。

● 黃　精

【性味歸經】甘，平。歸脾、肺、腎經。

【功能主治】補氣養陰、健脾、潤肺、益腎。用於脾

胃氣虛、體倦乏力、胃陰不足、口乾食少、肺虛燥咳、勞
嗽咯血、精血不足、腰膝酸軟、鬚髮早白、內熱消渴。

【用法用量】9～15g，本人常用量為15g。

●百　合

【性味歸經】甘，寒。歸心、肺經。

【功能主治】養陰潤肺、清心安神。用於陰虛燥咳、
勞嗽咯血、虛煩驚悸、失眠多夢、精神恍惚。

【用法用量】6～12g，本人常用量為10g。

●枸杞子

【性味歸經】甘，平。歸肝、腎經。

【功能主治】滋補肝腎、益精明目。用於虛勞精虧、
腰膝酸痛、眩暈耳鳴、陽痿遺精、內熱消渴、血虛萎黃、
目昏不明。

【用法用量】6～12g，本人常用量為10g。

【經典配伍】菊花配枸杞子，補肝腎、明目。

●桑　葚

【性味歸經】甘、酸，寒。歸心、肝、腎經。

【功能主治】滋陰補血、生津潤燥。用於肝腎陰虛、
眩暈耳鳴、心悸失眠、鬚髮早白、津傷口渴、內熱消渴、
腸燥便秘。

【用法用量】9～15g，本人常用量為10g。

● 黑芝麻

【性味歸經】甘，平。歸肝、腎、大腸經。

【功能主治】補肝腎、益精血、潤腸燥。用於精血虧虛、頭暈眼花、耳鳴耳聾、鬚髮早白、病後脫髮、腸燥便秘。

【用法用量】9～15g，本人常用量為10g。

【經典配伍】桑葉配黑芝麻，補肝腎、明目。

補虛藥─補陽藥

● 益智仁

【性味歸經】辛，溫。歸脾、腎經。

【功能主治】溫脾止瀉攝唾。用於腹痛吐瀉、食少多唾、遺精遺尿。

【用法用量】3～10g，本人常用量為10g。

● 收澀藥

收澀是收斂固澀之意，收其耗散、固其滑脫，用於元氣外泄、精氣不固所致的自汗、盜汗、久瀉、久痢、遺精、滑精、遺尿、尿頻、久咳、虛喘、崩漏及帶下不止等症。

● 烏　梅

【性味歸經】酸、澀，平。歸肝、脾、肺、大腸經。

【**功能主治**】斂肺、澀腸、生津、安蛔。用於肺虛久咳、久瀉久痢、虛熱消渴、蛔厥嘔吐腹痛。

【**用法用量**】6～12g，本人常用量為10g。

【**經典配伍**】特稟調體方加減，用於改善過敏體質：紫蘇葉10g、白芷6g、薄荷6g、葛根15g、金銀花10g、魚腥草15g、藿香10g、茯苓10g、大棗10g、阿膠3g、百合10g、烏梅10g。

● 浮小麥

【**性味歸經**】甘，涼。歸心經。

【**功能主治**】除虛熱、止汗。用於陰虛發熱、盜汗、自汗。

【**用法用量**】15～30g，本人常用量為30g。

【**經典配伍**】自擬補虛斂汗湯，用於體虛自汗、盜汗：人參3g、酸棗仁15g、浮小麥75g。

【**說明**】國家衛生健康委員會公佈的三版《藥食同原始目錄》上並無浮小麥一藥，但目前所列諸藥均無止汗之效。止汗藥是收澀藥中重要的一部分，故加一味浮小麥補足。小麥毋庸置疑是藥食同源之品，可養心除煩，用於臟躁，配伍甘草、大棗即甘麥大棗湯。浮小麥是乾癟的小麥，將小麥置於水中，浮上來的就是浮小麥。

我常感歎大自然的神奇，浮小麥作為糧食是失敗的、是不成熟的，但失之東隅，收之桑榆，它卻又具有小麥不具有的藥效。還有一個藥叫桃奴，是自然落下的、乾癟的桃，可以止痛、止汗，用於胃痛、疝痛、盜汗。

● 肉豆蔻

【**性味歸經**】辛，溫。歸脾、胃、大腸經。

【**功能主治**】溫中行氣、澀腸止瀉。用於脾胃虛寒、久瀉不止、脘腹脹痛、食少嘔吐。

【**用法用量**】3～10g，本人常用量為6g。

● 蓮子肉

【**性味歸經**】甘、澀，平。歸脾、腎、心經。

【**功能主治**】補脾止瀉、止帶、益腎澀精、養心安神。用於脾虛泄瀉、帶下、遺精、心悸失眠。

【**用法用量**】6～15g，本人常用量為10g。

● 蓮子心

【**性味歸經**】苦，寒。歸心、腎經。

【**功能主治**】清心安神、交通心腎、澀精止血。用於熱入心包、神昏譫語、心腎不交、失眠遺精、血熱吐血。

【**用法用量**】2～5g，本人常用量為3g。

● 芡　實

【**性味歸經**】甘、澀，平。歸脾、腎經。

【**功能主治**】益腎固精、補脾止瀉、除濕止帶。用於遺精滑精、遺尿尿頻、脾虛久瀉、白濁、帶下。

【**用法用量**】9～15g，本人常用量為15g。

【**經典配伍**】雞內金、蓮子配芡實，固精。

● 覆盆子

【**性味歸經**】甘、酸，溫。歸肝、腎、膀胱經。

【**功能主治**】益腎固精縮尿，養肝明目。用於遺精滑精、遺尿尿頻、陽痿早洩、目暗昏花。

【**用法用量**】6～12g，本人常用量為10g。

本章內容多摘自《中華人民共和國藥典》2015年版、1977年版。

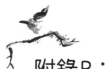

附錄B：師友寄語

　　中醫藥是打開中華文明寶庫的鑰匙，確實，至今已流傳數千年而且在當今世界仍然綻放光彩的唯一一種醫學就是中醫。中醫理論博大精深，療效獨特，在中華民族繁衍生息的過程中發揮了巨大作用。然近百年來受西學東漸及多種社會因素影響，中醫藥的發展甚至生存遭受了前所未有的威脅。

　　令人可喜的是，今天我們迎來了中醫藥發展天時地利人和的大好時機，十九大報告明確提出要「中西醫並重」，2017年《中華人民共和國中醫藥法》的頒佈等，說明了黨和政府對中醫藥發展給予了有史以來從來未有過的高度重視。屠呦呦成為首個獲得諾貝爾生理學或醫學獎的華人，給予我們中醫藥人以極大的鼓舞。

　　然而，當今中醫人才的培養卻面臨困境，雖然國家在各地設立中醫藥大學，但中醫院校培養的本科生、碩士生甚至博士生在畢業後不會開中藥方卻成為一種普遍現象，原因之一是中醫為一門經驗醫學，確實需要經驗的積累。然而我認為更主要的原因是中醫臨床人才的培養脫離了自古以來的成才規律。古代名醫成才無不源於三種：一為家傳，二為拜師學藝，三為自學成才。

田耿與我因中醫而結緣，雖然田耿所學專業與中醫絲毫不沾邊，但其對中醫的熱愛卻遠超正規中醫院校的大學生，完全透過自己的自學，竟能掌握中醫臨證之奧妙，實為當今難得。最開始，當我見到田耿所開具處方，並得知其完全依靠自學後，感到甚為驚訝，認為其當之無愧為當今青年學習之榜樣。

不為良相，當為良醫。然醫之一道，博大精深，又豈能易得哉？書中病案臨證、用藥有規有矩，從中得窺中醫之妙，如田耿日後博採眾家，拜得名師，得名師指點，定能醫術精進，以活人之術濟世救民，不負持有之才。醫乃仁術，欲為良醫，必具仁心。田耿雖未入醫學院校，然自學中醫，友人盡得其助，並診療所得記錄在案，編撰成書，以供讀者，仁心具矣。

受田耿所托，希望我寫些寄語，雖然本人才學疏淺，但該書內容、形式皆對人有所啟發，實覺其確為人才，遂貿然執筆。順祝田耿工作、生活一切順利。

李玉峰　北京中醫藥大學東直門醫院　主任醫師
2018 年 10 月 26 日於上海中醫藥大學優才學習期間

中醫學誕生在中國人民的生活經驗中，並在幾千年歷史文化長河中佔據了極其重要的位置。作者作為一名非從業者，能在工作之餘，不輟攻讀，難能可貴。作者既有此心，將中醫學發揚光大，福蔭眾生，這是一件幸事，值得我們作為科班出身的醫者學習。

該書語言精練，詳略得當，書中列舉的數十種病症，或針或藥，或引經據典，或取於各級醫院專家，細細讀來，別有一番意境。希望這本書能讓更多的人喜歡上中醫，知道如何更好地保護自己和身邊的人。

　　　　李煥芹　北京中醫醫院　副主任醫師

田耿同學是我在北京中醫藥大學講《太極小六合針法的臨床應用》時認識的，他聰明好學，雖然跟診次數不多，但善於總結，悟性極高，對所見我治療過的疾病都不斷地深究探源，從中悟出每個卦位和穴位的治病機理。

該生博採眾長，將自己的總結與通悟著成此書，相信能給剛到臨床中工作的同道以幫助，也相信該生假以時日一定會有建樹。

　　　　馬春暉　北京中醫藥大學　臨床特聘專家
　　　　　　　　太極六合針法傳承人

田耿同學與我有著相似的經歷，均非中醫學專業科班出身，爾後自學跟師而走上中醫之道。我和田耿因中醫結緣，常在一起交流，以研究中醫而相互勉勵，彼此受益良多。

田耿天資聰慧，勤於思考，又有家學淵源，對中醫頗有悟性，善取眾家之長，融會經方時方，對經方原方原量的考證可謂用心，尤其對桂枝劑、柴胡劑的臨床運用更有

獨到之處，應用於內、外、婦、兒各科雜病常有良效，眾同道公認，其成長經歷堪稱當今青年中醫之楷模。

本書樸實無華，不尚空論，從辨證到施治，從選方到用藥，處處以臨證實際為依據，不求其全但求其真。本書的出版，不僅展示了田耿同學的醫案醫論資料，更是其自學跟師習醫過程的真實寫照，體現了其嚴謹治學、孜孜不倦的至誠。余才疏學淺，每在遇有困惑之處向田耿請教，其必侃侃而談，毫無保留，至今記憶猶新。是書付梓之前欣然命筆為文以表祝賀。

王怡然　中國中醫科學院　中醫師

2019年5月

跋

　　我是 2015 年初認識田耿的，彼時我們還不是同事，經常看到他發一些和中醫有關的動態，我很是好奇，後來熟識了，才知道田耿的愛好是文學和醫學，並且會花很多時間進行相關的閱讀和學習。

　　我是做文字工作出身的，現在除了藝人經紀以外，還有一些影視製作方面的工作，所以深知不斷閱讀、不斷學習、不斷充實自己的重要性。

　　田耿在影視文學方面的鑒賞和創作能力是毋庸置疑的，而工作之餘，將中醫學作為自己的愛好，刻苦鑽研，學以致用，更屬可貴。

　　所謂「功不枉苦」，只要功夫用到了，必會有不凡的藝業。金元時期，中醫學的發展進入了一個新的階段，此後的幾百年間，中醫界人才輩出、門派林立，其中最有名的莫過於河間派劉完素、攻邪派張從正、補土派李東垣、滋陰派朱丹溪。

　　四大宗師之中只有張從正是幼承庭訓，其他三位則都是弱冠以後才始入杏林。世間學問皆是如此，只要肯靜心鑽研，什麼時候都未為晚矣。

　　現實中，很多人都會感歎找到一個好中醫太難了。毛

主席說：「醫道中西，各有所長。中言氣脈，西言實驗。然言氣脈者，理太微妙，常人難識，故常失之虛。言實驗者，專求質而氣則離矣，故常失其本。」中華醫道，微妙玄遠，而今人能得此中三昧者可謂少之又少。

竊以為，中醫中藥當下的困境有三：

一是部分西醫濫用中藥。西醫有中成藥的處方權，但大部分西醫僅學過最基礎的中醫知識，不足以支撐其辨證用藥。有文章稱，綜合醫院發出的藥品中中成藥的比例為25%，其中由西醫開具的約占70%。由北京市中醫管理局和北京市中醫藥學會發佈的調查顯示，以上西醫開具中成藥的情況中，存在不合理處的高達43%。

二是部分醫生診療時間過短。或許是由於資源配置不均的原因，三甲醫院的醫生平均3分鐘要看完一個病人，其中包括問診、記錄、開檢查、看報告和開藥。時間緊迫，難保不會遺漏重要資訊。田曾言，舉凡難治之症，必寒熱錯雜、虛實夾雜，所見之象多為假象。若要撥雲見日，須慎言、多思、細察，方可於「幽暗昏惑而無物以相之」處找到「遁去的一」。我不懂醫，但每次聽田耿講醫，無不感覺層次清晰、條理分明。

三是部分中醫思維西化。以前學醫是師徒制，學有所成才能出師，現在是到期考試，考過了就行，這就造成了很多醫學生只會考試、不會治病。因為本事不到家，所以必須藉助西醫的儀器和藥物才能交差。習慣了西醫的「快捷」，就很難靜下心來回歸中醫了。

此外，一些虛假廣告和所謂的大師把中醫抬到一個很

高的位置。我個人認為，中醫是一門科學，蘊含著哲學，絕非是玄學。神化中醫和中醫師，盲目地給患者希望，當希望幻滅時，神龕會被砸得稀爛。

　　未必只有醫生才配擁有高明的醫學知識。梁冠華老師主演的《神探狄仁傑》裡，狄仁傑常被稱作國手，歷史上狄仁傑確實曾隨藥王孫思邈學醫三年，相信這一經歷為他日後斷案、執政提供了不少助益。希望田耿在學習中醫的過程中，修身養性、惠己及人，並博聞廣識，為今後的工作漲知識、拓思路。

知名經紀人、製片人

郝曉楠

MEMO

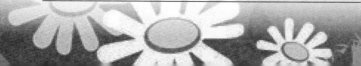

國家圖書館出版品預行編目資料

圓機活法——習醫十五年心悟／田耿　著
　—初版—臺北市，大展出版社有限公司，2022[民111.06]
　　面；21公分—（中醫保健站；109）
　　ISBN 978-986-346-369-6　（平裝）
　　1.CST：中醫　2.CST：臨床醫學　3.CST：病例
　　413.8　　　　　　　　　　　　　　111005019

圓機活法──習醫十五年心悟

著　　者/田　　　　耿

責任編輯/翟　　　　昕

發 行 人/蔡　森　明

出 版 者/大展出版社有限公司

社　　址/台北市北投區（石牌）致遠一路2段12巷1號

電　　話/(02) 28236031・28236033・28233123

傳　　真/(02) 28272069

郵政劃撥/01669551

網　　址/www.dah-jaan.com.tw

E-mail/service@dah-jaan.com.tw

登 記 證/局版臺業字第2171號

承 印 者/傳興印刷有限公司

裝　　訂/佳昇興業有限公司

排 版 者/千兵企業有限公司

授 權 者/山西科學技術出版社

初版1刷/2022年（民111）6月

定　價/300元

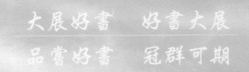

大展好書　好書大展

品嘗好書　冠群可期

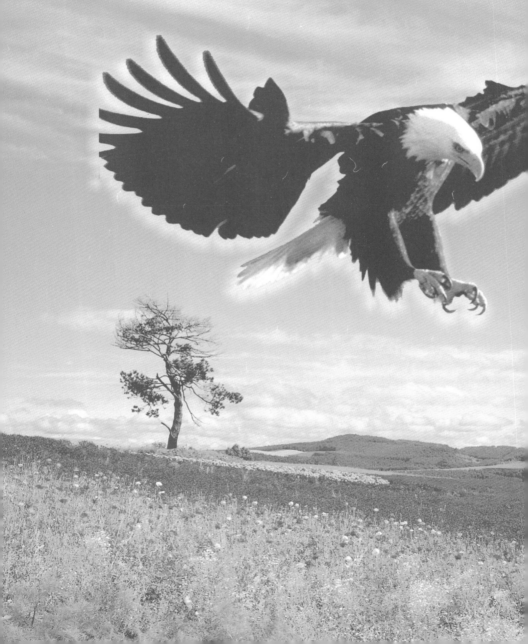

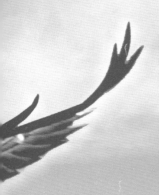

大展好書　好書大展
品嘗好書．冠群可期